漫答"糖"言蜜语 —— 稳住！血糖

编写单位

成都市成华区卫生健康局
四川大学华西医院内分泌代谢科
成都市成华区万年社区卫生服务中心

主　编

冉兴无　王　椿　侯玉敏

绘　者

超正经东叔

四川科学技术出版社

·成都·

图书在版编目（CIP）数据

漫答"糖"言蜜语：稳住！血糖 / 冉兴无，王椿，侯玉敏主编；超正经东叔绘 . -- 成都：四川科学技术出版社，2024. 10. -- ISBN 978-7-5727-1565-5

Ⅰ . R5

中国国家版本馆 CIP 数据核字第 2024241BL6 号

漫答"糖"言蜜语——稳住！血糖

编写单位	成都市成华区卫生健康局 四川大学华西医院内分泌代谢科 成都市成华区万年社区卫生服务中心
主　　编	冉兴无　王　椿　侯玉敏
绘　　者	超正经东叔

出 品 人	程佳月
策划编辑	鄢孟君
责任编辑	刘　娟　王星懿
封面设计	沐云书籍设计
版式设计	杨璐璐
校　　对	范贞玲
责任出版	欧晓春
出版发行	四川科学技术出版社
地　　址	四川省成都市锦江区三色路238号新华之星A座 传真：028-86361756　邮政编码：610023
成品尺寸	156mm×236mm
印　　张	12.5　字　数　250千
印　　刷	雅艺云印（成都）科技有限公司
版　　次	2024年10月第1版
印　　次	2024年10月第1次印刷
定　　价	48.00元

ISBN 978-7-5727-1565-5

邮购：四川省成都市锦江区三色路 238 号新华之星 A 座 25 层
邮购电话：86361770　邮政编码：610023

编委会

序

　　糖尿病是一组因胰岛素绝对或相对分泌不足和（或）胰岛素调控葡萄糖代谢能力下降（胰岛素抵抗）引起的碳水化合物、蛋白质、脂肪代谢紊乱性疾病，以高血糖为主要标志。目前，糖尿病已成为严重威胁人类健康的世界性公共卫生问题。数据显示，2021年全球糖尿病成人患者已达到5.37亿，预计2045年可能达到7.83亿。中国疾病预防控制中心慢性非传染性疾病预防控制中心2021年12月发布的调查数据显示，中国目前是世界上成人糖尿病患者最多的国家，2018年中国成人糖尿病患病率为12.4%。

　　2019年7月，国家层面出台了《健康中国行动（2019—2030年）》，随后国务院发布了《国务院关于实施健康中国行动的意见》，明确提出，要以人民健康为中心，针对糖尿病在内的四类重大慢性病开展防治行动。2024年7月29日，国家卫生健康委员会等多个部门联合发布了《健康中国行动——糖尿病防治行动实施方案（2024—2030年）》，这是继癌症、心脑血管疾病之后，我国再次发布的重大慢性病防治行动实施方案。

　　为提升公众对糖尿病的科学认识和防治能力，推进糖尿病综合防控战略实施，实现全人群、全生命周期的慢性病健康管理，成都市成华区卫生健康局、四川大学华西医院内分泌代谢科、成都市成华区万年社区卫生服务中心牵头共同推出《漫答"糖"言蜜语——稳住！血糖》这本科普读物。该书将幽默又直接的对话、轻松又有趣的漫画、权威又科学的专业知识融为一体，让读者在轻松阅读的过程中了解和学习糖尿病的概念、类型、病因、临床表现、并发症、治疗手段及日常调养措施等相关知识，并对患者最关心的问题进行细致权威的解答。

希望该书能够为广大读者了解糖尿病提供参考，能够帮助糖尿病患者及其家属解决所遇到的问题、改善糖尿病症状，一起享受和普通人一样的幸福生活。

前　言

科普图书《漫答"糖"言蜜语——稳住！血糖》终于出版！

就像一位初次妊娠的妈妈，经过艰难的十月怀胎，现今一朝分娩，喜得一个千金宝宝，此刻的心情先是激动，继而彷徨，最后陷入沉思。为什么会有如此的感慨呢？

第一，该科普图书的出版，是四川大学华西医院的专科医生与成都市成华区社区卫生服务中心的全科医生通力合作的结晶。与既往的科普读物不一样，此书是由三甲教学医院专科医生与社区全科医生多次商议，由三甲教学医院专科医生拟出框架，其所列问题由社区全科医生从平常的医疗活动中收集的病患与家属常常咨询的问题中凝练出来，由社区全科医生查询相关文献、指南，尽量采用通俗易懂的语言撰写，然后由专科医生审阅、把关，历经2年，终成。

回想2016年秋，四川大学华西医院与成都市成华区共同创建"华西－成华城市区域医疗服务联盟"，共同探讨如何走出一条切实可行的基于三甲医院专科指导、社区卫生服务中心的医生具体执行的慢病管理的路径。时任四川大学华西医院院长的李为民教授，指示由我组建一支团队，探讨管理好成华区糖尿病患者的路径。在接下这个任务之后，团队经过多次调研，与成都市成华区委、区政府、区卫生健康局的领导们反复推演、讨论，最后制定了遵循"授人以鱼，不如授人以渔"的原则，打造一支"带不走的华西内分泌代谢团队"的方案，以培养社区人才为主体，不仅仅是传授医疗技术，而且是"医、教、研"三方面一起培养，力求培养出具有专科医生能力的全科医学专家。经过8年的努力，我们在成华区通过"华西－成华城市区域医疗服务联盟"授权了11位"社区首席糖尿病医生"，由她们组建小团队，进一步规范社区糖尿病患者管理，使得成华区的慢病患者尤其是糖尿病患者，实现了双向转诊率的明显提高，患者病情控制情况大幅好转，社区居民的幸福感提升，满意度明显提高；改变了社区医生对自己职业定位的认识，"医、教、研"的能力明显提高，社区医生的职业荣誉感显著提升，对待工作具有饱满的热情；其后我们尝试让社区医生参与糖尿病科普工作，因为我们深知，糖尿病的管理在基层、在社区，要在基层、社区管理好糖尿病，就需要大力地宣传该病的危害，以及该病的可防可治，因此科普培训就列上议事日程。经过2年的努力，终于在2022年由"华西－成华城市区域医疗服务联盟"、四川大学华西医院、成都市成华区万年社区卫生服务中心牵头拍摄制作和报送的视频短片《我的爷爷有点"甜"》《愿丝声飞扬》《"宝藏"糖友》从全国各省市百余部参赛作品中脱颖而出，荣获由国际糖尿病联盟（IDF）、中华医学会糖尿病学分会（CDS）主办的"来自中国的声音——讲述我的糖尿病故事"视频征集活动全国优秀作品，《我的爷爷有点"甜"》以排名第5的成绩，荣获"优质作品奖"。这是由四川大学华西医院专科医生、成都市成华区万年社区卫生服务中心全科医生及成华区的糖尿病患者组成的团队通力合作取得的成果。小试牛刀，一举成功。自此，我们计划写作一部与众不同的科普图书。

第二，该书是医生与糖尿病患者通力合作的结晶。该书中不仅收录的问题来源于日常的诊疗疾病过程，而且有趣的漫画角色形象也来源于真实的患者形象。在当前医患关系较紧张的环境下，"华西-成华城市区域医疗服务联盟"的医生团队通过自身的行动，不但管理好自己的患者，而且还赢得患者的尊重，真正做到医患一条心，共同抗击糖尿病，为我国慢病管理积累了经验。

第三，目前有许多"科普"栏目，包括科普书籍、视频等，但是内容质量良莠不齐，甚至有的伪科学"科普"使得患者病情加重；此外，多数科普栏目形式枯燥，缺乏趣味，让人不易于接受知识，因此对读者的益处有限。基于此，我们认为，该书取之于民，服务于民，寓科普于娱乐之中，能最大限度发挥该书的科普作用。

第四，该书籍能够出版，离不开成华区委、区政府、卫生健康局以及四川大学华西医院以李为民教授为首的各领导的大力支持、关心与帮助；离不开四川大学华西医院内分泌代谢科的所有医务工作者的付出；离不开成华区所有社区医务工作者的辛勤工作，在此一并致以感谢。当然，科普图书的出版，仅仅是"万里长征第一步"，之后如何推广，如何更好地服务于民众，尚需进一步努力。

祝愿所有糖尿病患者生活越来越好！祝愿我国的糖尿病事业取得更好的成果！

是为序。

冉兴无

四川省糖尿病与代谢病临床医学研究中心　　主任
四川省医疗质量控制中心　　　　　　　　　业务主任
四川大学华西医院内分泌科　　　　　　　　主任
四川大学华西医院糖尿病足诊治中心　　　　主任
四川大学华西医院糖尿病足创新研究中心　　主任

2024 年 10 月

目 录

症状及并发症篇

生活习惯篇

治疗与预防篇

种种指标篇

趣事篇

附录

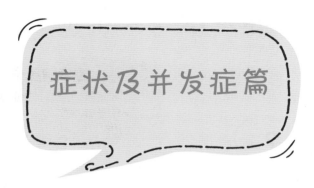

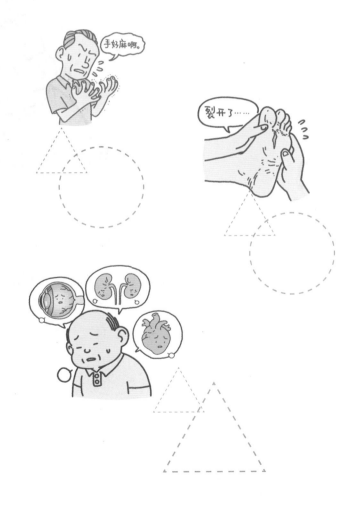

1. 饥饿心慌低血糖， 荞麦馒头来帮忙

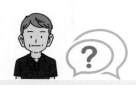

患者病历卡

罗叔叔，63岁，患糖尿病5年。早餐只进食牛奶和鸡蛋，口服格列齐特治疗。

我最近血糖控制得不好，空腹血糖在 7 ~ 8 mmol/L，上午还老是在 10 点左右就**饿得心慌**，我该怎么办呢？

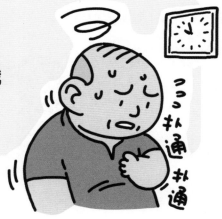

答:

上午 10 点左右有饥饿感，加上你最近早餐只进食牛奶和鸡蛋，没有其他的碳水化合物摄入，**可能是发生了低血糖**，此时应当立即检测指尖血糖。同时你服用的降糖药是促胰岛素分泌的格列齐特，这也从另一方面支持发生低血糖的可能性大。建议早餐加一个荞麦馒头作为主食。

糖友宜/忌

出现心慌、手抖、出冷汗等症状时，应警惕是否发生了低血糖。

2

2. 心慌出汗血糖低，巧克力升糖不可取

患者病历卡

唐婆婆，66 岁，确诊糖尿病 2 月余，空腹血糖 16 mmol/L 以上，糖化血红蛋白 10.2%，采用胰岛素皮下注射控制血糖。

我有时候会心慌、出冷汗，这是不是就是低血糖的表现呢？低血糖了吃巧克力要得不？

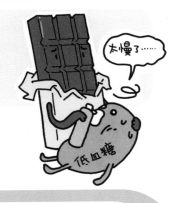

太慢了……

低血糖

答：

首先，出现心慌、出冷汗时应检测血糖，确定**是低血糖反应还是低血糖**。

如果血糖 < 3.9 mmol/L，就是低血糖，需要立即补充葡萄糖或含糖食物。**巧克力的成分以脂肪为主**，其中的葡萄糖含量较少甚至没有，选择巧克力来升高血糖，耗时较长，不能快速升高患者血糖，所以对于需要短时间内升高血糖的低血糖患者，选择巧克力是不合适的。同时，一定要明确唐婆婆发生低血糖的原因，若无饮食、运动等因素，则需要减少胰岛素剂量。

如果唐婆婆血糖 ≥ 3.9 mmol/L，也就是说血糖不低，只有心慌、出冷汗的症状，那可能就是低血糖反应。

糖友宜/忌

糖尿病患者应随身携带水果糖，预防可能发生的低血糖。

3. 低血糖，三步走，预防妙招这里有

患者病历卡

李大爷，73岁，患2型糖尿病9年。

医生啊，糖尿病患者简直太不容易了，血糖高了不行，低了也不行，血糖高我就吃药，那血糖低我又咋办呢？

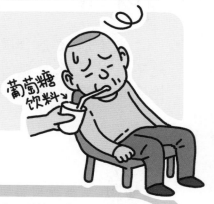

答：

发生低血糖时，每个人反应可能不一样，常见的表现有：饥饿、发抖、心慌、出冷汗、乏力、头晕、视物模糊、意识模糊、行为异常、认知障碍、情绪不稳等。糖尿病患者一定要记住低血糖的可能表现。**一旦有症状，怀疑低血糖时，有条件者立即用血糖仪或者采集静脉血测定血糖，以明确诊断；**如无法测定血糖则按低血糖处理。一旦确定是低血糖，立即采取以下三步积极纠正：

第一步：**进食 15 ~ 20 g 糖类食品**（以葡萄糖为佳）。

第二步：等 15 min 后复测血糖。

第三步：如果血糖还低于3.9 mmol/L 或者症状未缓解，重复第一步，并及时到医院就诊。

糖友宜/忌

低血糖是可以预防的。合理饮食，规律服药，做好低血糖预防措施，多管齐下，可有效防治低血糖。

4. 饮食、用药都正常，为啥还会低血糖？

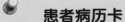
患者病历卡
常阿姨，52 岁，患糖尿病 3 年。

医生，我之前是开车回家，最近是散步回家，**有低血糖的症状**，我饮食正常，胰岛素用量也没有变，这是咋回事呢？

散步都能低血糖？

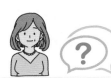

答：

影响血糖水平的除了饮食和药物外，还有运动及其他原因。常阿姨最近**运动量增加**，即使饮食和胰岛素用量不变，也会有低血糖发生的可能性，这种情况可以在医生的指导下监测血糖，根据血糖水平适当减少胰岛素的用量。

糖友宜/忌

加大运动量会增加能量消耗，血糖也会相应降低，运动量增加后应监测血糖，警惕低血糖发生。

5. 总想来一口花生糖？

患者病历卡

董大爷，68岁，患高血压、糖尿病10余年，使用口服降糖药和胰岛素治疗，空腹血糖 8.5 mmol/L，糖化血红蛋白 6.2%。

问题一：我最近喜欢吃花生糖，不吃人就不舒服，吃了测血糖居然是正常的，这是咋个回事呢？

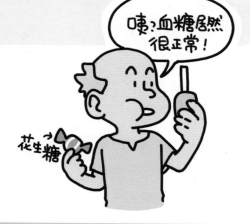

答：

董大爷应在感觉不舒服的时候查血糖，**判断是否发生了低血糖**。如果不舒服是低血糖引起的，应及时进食，以**水果糖**为佳。症状缓解后寻找发生低血糖的原因，如是否是进食减少、运动量增加或药物使用错误。在治疗期间使用胰岛素的糖尿病患者，需监测空腹、餐后2h血糖，必要时需要监测餐前、睡前及夜间血糖，每季度测糖化血红蛋白，同时警惕低血糖的发生。

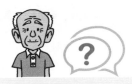

问题二：大家都说糖尿病患者不能喝稀饭、吃面条，但是我吃了为啥血糖也没有升高呢？

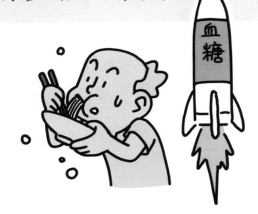

答：

对于糖尿病患者而言，没什么食物是绝对不能吃的，由于稀饭、面条等淀粉含量高且易被人体吸收，容易造成短时间血糖快速升高，所以一般不建议患者长期大量进食。不过，每个人的消化吸收功能是有差异的，血糖对饮食的反应也不会一模一样，因此，只要**进食稀饭、面条后２h的血糖并无明显升高，是可以进食的**。

糖友宜/忌

有运动习惯的糖尿病患者应随身携带糖果，以应对可能发生的低血糖。

6. 血糖控得好，糖尿病并发症才少

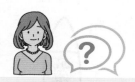

血糖控制得好是不是就不会得糖尿病并发症？

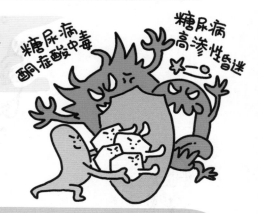

答：

血糖控制得好可以降低糖尿病并发症的发生概率。糖尿病并发症分为急性并发症和慢性并发症，其发生与很多因素相关，包括糖尿病病程、血糖控制水平、合并症等。

血糖控制得好，可以**避免发生糖尿病急性并发症**，例如糖尿病酮症酸中毒、糖尿病高渗性昏迷等。

糖尿病慢性并发症包括**糖尿病微血管病变和大血管病变。**如果糖尿病患者在早期没有很好地控制血糖，则随着病程发展，就容易出现糖尿病肾病、视网膜病变、神经病变、糖尿病足等糖尿病慢性并发症。

糖友宜/忌

早期血糖控制得好，有利于延缓糖尿病慢性并发症的发生、发展。

7. 糖尿病慢性并发症什么时候出现呢？

患者病历卡

　　林先生，男，56岁，患糖尿病1年。

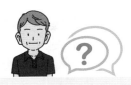

　　患糖尿病多久会出现慢性并发症？

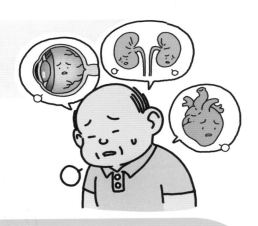

答:

　　糖尿病的慢性并发症分糖尿病微血管病变（糖尿病视网膜病变、糖尿病肾病、糖尿病神经病变等）和糖尿病大血管病变（糖尿病周围血管病变、中风、冠心病等），其发生与很多因素相关，包括糖尿病病程、血糖水平、高血压、血脂紊乱以及其他相关危险因素。**大多数糖尿病患者在患病5～10年会出现糖尿病微血管病变。**如果血糖控制不佳，糖尿病微血管病变可能出现更早。当然，也有一部分糖尿病患者早期发现且重视糖尿病综合管理，终身都不出现慢性并发症。

糖友宜/忌

　　积极控制血糖、血压、血脂，进行糖尿病综合管理，降低糖尿病慢性并发症发生风险。

9

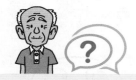

糖友头晕需警惕！

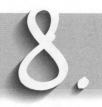

患者病历卡

张大爷，76 岁，患糖尿病 20 多年，5 年前患脑梗死，不喝酒，长期吸烟，平均每天 20 支。

最近 1 个月，早上起床时老是觉得**头晕**，人"晃"得很，要坐一下才能起床，咋回事呢？

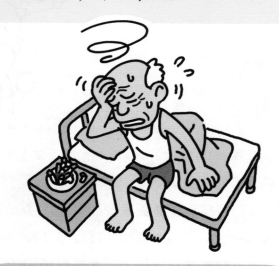

答：

建议张大爷立即到医院神经内科就诊。糖尿病患者容易**合并心脑血管病变**，其中以脑动脉粥样硬化所致缺血性脑病常见，比如脑梗死。这主要与吸烟、肥胖、糖尿病代谢紊乱、血液高凝状态、血管病变等因素相关。张大爷既往患脑梗死，近 1 个月起床时老觉得头晕，需警惕再次发生脑梗死。

糖友宜/忌

如出现头晕、头痛、记忆力减退、肢体感觉异常、乏力、语言不流利、血压波动等症状，应及时看医生，以便早诊断、早治疗。

知识链接

对于既往发生过脑梗死的糖尿病患者，除了规律饮食外，康复锻炼尤为重要，可循序渐进进行站立、步行等功能锻炼，逐渐提高机体免疫力及肌肉耐力。同时，积极控制血糖、血压、血脂、体重等，防止脑梗死再次发生。如果没有禁忌证，可遵医嘱长期服用他汀类药物控制血脂，养成良好生活习惯，戒烟、限酒、生活作息规律、保持心情愉悦。老年糖尿病患者平时生活中动作要缓慢，防止动作过猛。

9. 半夜觉得脸发烧，警惕糖尿病周围神经病变！

患者病历卡

张爷爷，70岁，诊断糖尿病20年。

经常半夜觉得**脸发烧**，测体温又正常是怎么回事？

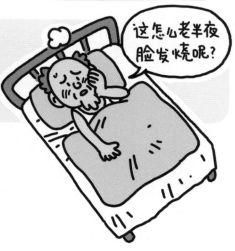

这怎么老半夜脸发烧呢？

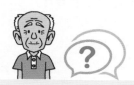

答：

　　这种情况可能是出现了**糖尿病周围神经病变**。糖尿病周围神经病变是糖尿病的一种常见的慢性并发症，一般会有感觉减退、感觉缺失或者感觉异常，比如灼热感、针刺感、蚂蚁爬感等。对于糖尿病周围神经病变，患者需要做好预防工作，早期控制血糖。如果诊断了糖尿病周围神经病变，应在医生指导下用药改善症状。

糖友宜/忌

　　糖尿病患者要早期控制好血糖，以预防或延缓糖尿病周围神经病变的发生。

10. 糖尿病竟会导致痴呆！

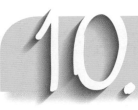

糖尿病会引起**痴呆**吗？

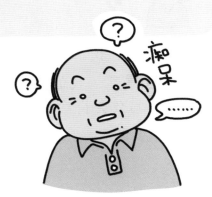

答：

　　会！ 糖尿病作为一种系统性慢性疾病，会引起多种并发症。神经病变、视网膜病变、肾脏病变及糖尿病足等是大家耳熟能详的并发症；而痴呆是糖尿病比较严重的并发症，但并没有得到广泛的重视。**血糖水平高**是糖尿病患者发生痴呆的危险因素之一，同时痴呆也与患病时间、年龄、性别、受教育程度、生活方式、代谢紊乱、胰岛素抵抗等因素有关。

糖友宜/忌

　　控制好血糖可以预防痴呆。

13

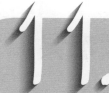

11. 血糖控制好，不会患白内障？

患者病历卡

吴阿姨，68 岁，患糖尿病 7 年多了，平时用血糖仪监测血糖，空腹血糖 5.0 ~ 7.5 mmol/L，餐后血糖 7.0 ~ 10 mmol/L，糖化血红蛋白 6.0% ~ 6.8%。

医生，我上周体检发现我**患白内障**了，我的血糖控制得挺好，怎么会得白内障呢？

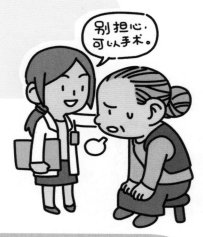

别担心，可以手术。

答：

白内障是年龄相关性疾病，多见于 60 岁以上老年人。糖尿病患者发生白内障的年龄相较健康人提前。**糖尿病是白内障的危险因素。**糖尿病患者确诊白内障可手术治疗，术前应做好评估并严格控制血糖，无糖尿病视网膜病变者可择期手术；伴糖尿病视网膜病变者，病情稳定后可手术治疗。

糖友宜/忌

糖尿病患者应定期进行眼科检查，及时发现白内障并进行处理。

12. 做白内障手术，血糖有要求

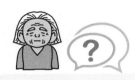

患者病历卡

庞奶奶，69 岁，确诊糖尿病 10 年。

我要去做白内障手术，血糖需要控制到多少呢？

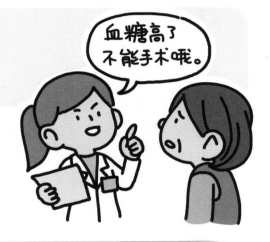

血糖高了不能手术哦。

答：

　　空腹血糖 < 7 mmol/L 时进行白内障手术，可以有效降低并发症的发生率。目前建议**成人 2 型糖尿病患者围手术期血糖管理的严格标准为**：空腹或者餐前血糖为 4.4 ~ 6.0 mmol/L，餐后 2 h 或者任意时间点血糖为 6 ~ 8 mmol/L。**一般标准为**：空腹或者餐前血糖为 6 ~ 8 mmol/L，餐后 2 h 或不能进食时任意时间点血糖为 8 ~ 10 mmol/L。每日监测血糖 4 ~ 7 次。

糖友宜/忌

　　良好的血糖水平有利于减少手术后并发症发生。

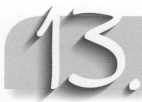

13. 预防失明怎么做，定期检查不可少

患者病历卡

杨大爷,70岁,患高血压、糖尿病15年,约2年前诊断出右眼眼底出血,1周前因视力下降至医院就诊,诊断眼底出血。

我有高血压、糖尿病，右眼有眼底出血，都已经"打了激光"了，今后左眼会不会也出血呢？我会不会瞎呢？

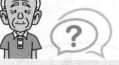

我不要瞎啊!

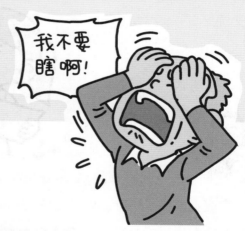

答:

　　糖尿病视网膜病变是糖尿病高度特异性的微血管并发症，在 20 ~ 74 岁成人新发失明病例中，糖尿病视网膜病变是最常见的病因之一。杨大爷现在已经出现了右眼眼底出血，经进一步检查确认是视网膜病变引起的，除了积极治疗右眼疾患外，还应控制血糖、血压、血脂，并且**至少每 3 个月到眼科门诊检查一次**，如果后续发生左眼视网膜病变,应早期治疗，预防视力下降甚至失明。

糖友宜忌

糖尿病患者定期做眼底检查尤为重要，可以及时采取措施，减缓糖尿病视网膜病变进展。

知识链接

糖尿病视网膜病变的主要危险因素包括糖尿病病程长、高血糖、高血压和血脂代谢紊乱，其他相关危险因素包括妊娠和糖尿病肾病等。2 型糖尿病患者也是其他眼部疾病的高危人群，这些眼病包括白内障、青光眼、视网膜血管阻塞及缺血性视神经病变等。因此，2 型糖尿病患者应在确诊时开始筛查眼底病变，每年复诊 1 次。**轻度病变患者每 6 ~ 12 个月复诊 1 次，中度病变患者每 3 ~ 6 个月复诊 1 次，重度病变患者 3 个月内复诊 1 次；妊娠妇女需增加复诊频率**。临床随访期间，主要观察指标包括全身指标和眼部指标，全身指标有糖尿病病程、血糖、糖化血红蛋白、血脂、血压、体重、尿蛋白等；眼部指标有视力、眼压、房角、眼底等（观察：微血管瘤、视网膜内出血、硬性渗出、棉线斑、视网膜内微血管异常、静脉串珠、新生血管、玻璃体积血、视网膜前出血、纤维增生等）。

14. 咳嗽严重不吃"糖"，找到医生把病疗

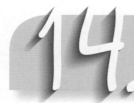

患者病历卡

许女士，48岁。2年前确诊原发性高血压、2型糖尿病。3天前受凉后出现咳嗽。

我感冒以后咳得有点厉害，可不可以喝点梨、金橘和冰糖熬的水缓解咳嗽呢？

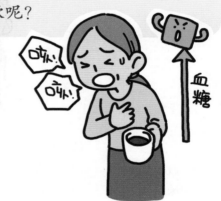

血糖

答：

糖尿病在应急情况（生病、手术等）下，血糖会升高。 在这种情况下尽量不选择梨这类含糖量高的水果，且梨、金橘和冰糖熬的水含糖量更高，升糖速度更快。如果确实咳嗽比较严重，建议到专业的医生处进行治疗，告知医生糖尿病病史，以便医生选择用药。

糖友宜/忌

糖尿病患者如感冒症状明显，应及时到医院就诊，对症治疗，不建议自行饮用各种含糖的饮品。

15. 皮肤瘙痒与高血糖

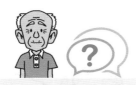

我全身这么"抠"（痒），是不是血糖没控制好导致的？

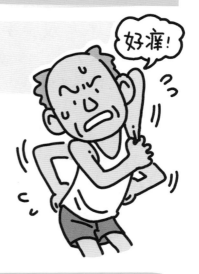

答：

部分中老年糖尿病患者会出现皮肤瘙痒症状，且**瘙痒程度与血糖有一定的关系：血糖越高，瘙痒程度越明显。**糖尿病患者长期糖、蛋白质代谢紊乱可导致抵抗力下降，皮肤含糖量高，利于细菌生长繁殖，同时糖尿病患者白细胞吞噬能力下降，杀菌能力降低，更容易发生皮肤病。如果血糖控制平稳，瘙痒症状仍不缓解，建议到皮肤科就诊。

糖友宜/忌

老年糖尿病患者出现皮肤瘙痒应重视血糖控制情况。

19

16. "麻酥酥"要警惕，频繁出现要就医

患者病历卡

李叔叔，56岁，患糖尿病12年多。

我近半年**双手手指"麻酥酥"**（麻木）的，活动后没有好转，这是糖尿病引起的吗？

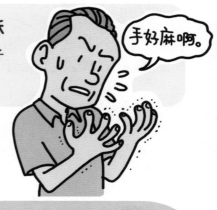

手好麻啊。

答：

手指麻木有可能是糖尿病引起的。**手指麻木最常见的原因有糖尿病、颈椎病、脑梗死或脑出血、上肢的神经卡压综合征、药物和化学制剂影响等**，所以手指麻木要看具体合并的症状，才能够做出初步的判断。手指麻木这种症状虽然在生活中比较常见，但是如果频繁地出现，要引起重视，因为手指麻木可能是某种疾病的征兆。建议及时就诊，必要时进行相关检查，如颈椎 X 线检查、头颅磁共振检查、肌电图检查等，明确诊断后及时治疗。

糖友宜/忌

手指麻木可能是糖尿病并发症的一种表现，在排除其他病因后可诊断为糖尿病周围神经病变，糖友们要引起重视。

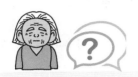

心悸老出现？可能和糖尿病有关

患者病历卡

冯阿姨，67 岁，高血压病史 20 年，糖尿病病史 10 年。

我这几天老觉得心里不舒服，总感觉心脏"咚咚咚"地跳得飞快，好像是在摇晃，是发生低血糖了吗？

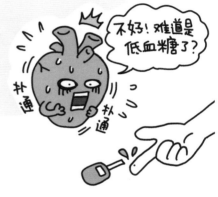

答：

有可能是发生了低血糖。引起心悸的原因有很多，高血压、糖尿病本身就可能引起；高血压所致的心血管并发症也会引起，特别是心绞痛、无痛性心肌梗死。

糖尿病患者低血糖的主要诊断依据是出现症状时的指尖血糖＜ 3.9 mmol/L。进食碳水化合物时症状缓解。因此**建议出现"心脏摇晃"症状时马上查指尖血糖**，若指尖血糖＜ 3.9 mmol/L，则建议：马上口服 15 ～ 20 g 糖类食品（葡萄糖为佳）；15 min 后再查 1 次指尖血糖，如血糖仍＜ 3.9 mmol/L，再次进食以上食物并立即到医院就诊或拨打 120。如血糖在 3.9 mmol/L 及以上，但距离下一次就餐时间在 1 h 以上，可给予富含淀粉或蛋白质的食物，如馒头、面包、牛奶、鸡蛋等。

糖友宜/忌

发生了疑似低血糖症状，建议先进食含糖食品，然后立即到医院进行诊治。

18. 心脑血管疾病患者一味控糖有风险

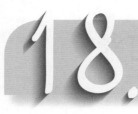

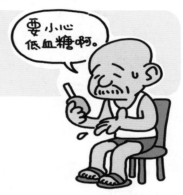

患者病历卡

李大爷，76 岁，患糖尿病 8 年。上半年因为心肌梗死安装了支架。

我现在是不是还是要严格控制血糖啊？

要小心低血糖啊。

答：

根据中国 2 型糖尿病综合控制目标：空腹血糖在 4.4 ～ 7.0 mmol/L， 非空腹血糖 ≤ 10 mmol/L 。**不过，2 型糖尿病患者血糖控制首要原则是个体化**，应根据患者的年龄、病程、预期寿命、并发症或合并症、病情严重程度等进行综合考虑。李大爷的年龄较大，发生过心肌梗死，做了冠脉支架植入术，**不应该过于严格控制血糖**，维持空腹血糖在 6 ～ 8 mmol/L ，餐后 2 h 血糖在 8 ～ 11 mmol/L ，糖化血红蛋白不超过 7% 就可以了。

糖友宜/忌

有心脑血管疾病史的糖尿病患者应严防低血糖，低血糖可能诱发心脑血管事件。

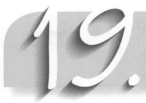

19. 并发冠心病，降糖药该怎么调整？

患者病历卡

张阿姨，71 岁，患糖尿病 12 年，1 个月前因冠心病行冠脉造影 + 支架植入术，现口服阿司匹林肠溶片、硫酸氢氯吡格雷片治疗。

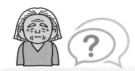

我一周前出现大便带血，这是怎么回事儿啊？降糖药还能吃吗？

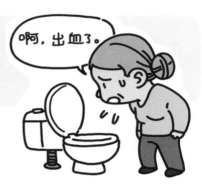

啊，出血了。

答：

冠心病是由于冠状动脉粥样硬化导致冠状动脉狭窄、供血不足，从而引起心肌缺血、坏死，进而出现心脏器质性功能改变的疾病。经皮冠状动脉介入术（PCI）重建冠状动脉血运是治疗冠心病的有效方法之一。在 PCI 术后，为降低早期血栓形成的风险，提高远期生存率，临床上常使用两种抗血小板药物（即"双抗治疗"）。在使用双抗治疗药物预防血栓形成时，伴随着出血的风险，张阿姨大便带血可能就是这个原因。**此时，需在医生的指导下正确应用双抗治疗药物和降糖药。**

糖友宜/忌

糖尿病合并心血管疾病的患者可在医生指导下选择有明确心血管获益的药物。

20. 冠状动脉造影前有讲究，降糖措施须调整

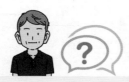

患者病历卡

王叔叔，53岁，5年前确诊2型糖尿病，1年前因胸痛到医院行冠状动脉造影，诊断出血管堵塞50%，目前在服用二甲双胍。

我过几天需要到医院复查冠状动脉造影，需要停用二甲双胍吗？如果要停用，需要提前多久停用？

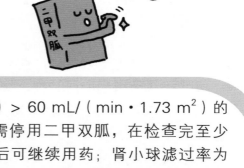

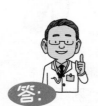

答：

肾小球滤过率（eGFR）> 60 mL/（min·1.73 m^2）的患者在行冠状动脉造影前需停用二甲双胍，在检查完至少48 h且复查肾功能无恶化后可继续用药；肾小球滤过率为45 ~ 59 mL/（min·1.73 m^2）的患者使用造影剂及全身麻醉前48 h应暂时停用二甲双胍，之后还需停药48 ~ 72 h，复查肾功能无恶化后可继续用药。

糖友宜/忌

做冠状动脉造影检查前后应停止使用二甲双胍，检查完成后复查肾功能无异常可再次服用二甲双胍。

21. 糖尿病、高血压手拉手，确实是对"好朋友"

听说糖尿病和高血压是"好朋友"，得了糖尿病就会得高血压，是真的吗？

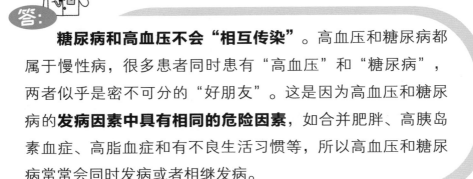

答：

糖尿病和高血压不会"相互传染"。 高血压和糖尿病都属于慢性病，很多患者同时患有"高血压"和"糖尿病"，两者似乎是密不可分的"好朋友"。这是因为高血压和糖尿病的**发病因素中具有相同的危险因素**，如合并肥胖、高胰岛素血症、高脂血症和有不良生活习惯等，所以高血压和糖尿病常常会同时发病或者相继发病。

糖友宜/忌

宜控制体重、血脂水平，纠正不良生活习惯，尽量减少糖尿病、高血压共同的发病危险因素。

22. 降糖又降压，更要仔细点儿

患者病历卡

张阿姨，68 岁，身高 158 cm，体重 65 kg。患高血压 10 年，糖尿病 5 年。因血糖控制得不好，医生加用了二甲双胍缓释片和阿托伐他汀钙片，加药后血糖控制得不错。

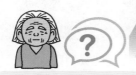

我最近老感觉**胸口不舒服，还反酸、打嗝**，每次持续约 1 h，饭前饭后都差不多，是不是和加用二甲双胍缓释片和阿托伐他汀钙片有关呢？

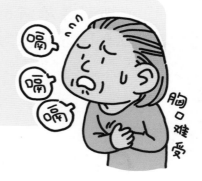

答：

患者有高血压、糖尿病，出现了胸闷不适等症状确实要引起警惕，首先应排除不典型的心绞痛、心肌梗死，最简单的方法是**立即就医行心电图检查**，并采血查心肌标志物。张阿姨做了相关检查，未见异常。

服用阿托伐他汀钙片后一般不会出现胃肠道不适，而服用**二甲双胍缓释片可能会有胃肠道不良反应**。张阿姨加用二甲双胍缓释片之后出现明显的消化道症状，可能与二甲双胍缓释片有关。由于张阿姨体形偏胖，使用二甲双胍缓释片是合适的，因此可以在餐后服用二甲双胍缓释片或者减少剂量，观察一段时间再根据情况调整。

糖友宜/忌

糖尿病患者服用二甲双胍缓释片可能出现胃肠道症状，一般症状持续 8~10 周可缓解。

23. 高血压＋糖尿病，胸口不适要警惕

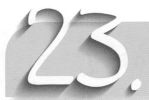

患者病历卡

陈婆婆，68岁，患高血压、糖尿病20多年。

医生，我最近这段时间经常会出现胸口不舒服的感觉，休息一下又好了。这是啥问题呢？

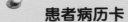

胸口有点不舒服……

答：

陈婆婆患糖尿病和高血压时间较长，出现胸口不舒服的症状后，首先，应注意**排除冠心病，特别是不典型心绞痛**。糖尿病患者发生心绞痛和心肌梗死可能没有典型的心前区或者胸骨后压榨样疼痛的症状，因此，陈婆婆有必要去心内科排除冠心病。其次，还要注意**排除其他原因引起的心前区不适**，例如，急性皮炎、皮下蜂窝织炎、带状疱疹、肋间神经炎、肋软骨炎、胃-食管反流、胸主动脉瘤（夹层动脉瘤）、肺栓塞（梗死）等疾患。

糖友宜/忌

病程较长的糖尿病患者如出现心前区不适，应首先排除心脏相关疾病，尤其是冠心病。

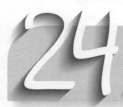

24. 偏瘦还能得脂肪肝？

患者病历卡

张先生，50岁，患糖尿病10年，身高170 cm，体重55 kg，检查发现有脂肪肝。

我那么瘦，咋会得脂肪肝，是不是因为我有糖尿病？那我要不要吃保肝药和降脂药？

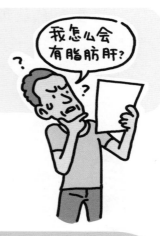

我怎么会有脂肪肝？

答：

脂肪肝有可能和糖尿病有关。正常人的肝脏是可以有脂肪变的，但是脂肪变不会超过5%，如果超过5%就是病理性脂肪肝。脂肪肝的范围是很广的，包括酒精性脂肪肝，以及某些药物（糖皮质激素、曲格列酮等）、营养不良、遗传代谢性疾病（如肝豆状核变性、半乳糖血症、线粒体缺乏等）、甲状腺功能减退等引起的脂肪肝，这些**脂肪肝不一定伴有肥胖**。

糖友宜/忌

单纯性脂肪肝一般无需药物治疗，控制饮食、增加运动、维持理想体重即可。

25. 肝病患者服用二甲双胍要慎重！

患者病历卡

凌阿姨，69岁，患2型糖尿病8年，有乙肝病史，6月前诊断肝硬化。

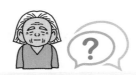

我有糖尿病，现在又得了肝硬化，能吃二甲双胍不？

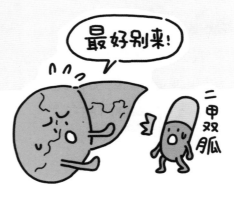

最好别来！

二甲双胍

答：

目前双胍类药物**禁用于肾功能不全**［血肌酐水平，男性＞132.6μmol/L，女性＞123.8μmol/L；或预估肾小球滤过率＜45 mL/（min·1.73 m²）］、肝功能不全、严重感染、缺氧或接受大手术的患者。虽然二甲双胍没有肝肾毒性，但是**肝硬化失代偿期是不建议服用二甲双胍**的。

糖友宜/忌

合并肝硬化的糖尿病患者所处疾病阶段不同，二甲双胍的使用也有不同，需遵医嘱使用药物。

26. 只管血糖不管肾，小心肾衰找上门

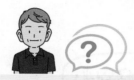

患者病历卡

王先生，59 岁，5 年前诊断为糖尿病，未规律服药及常规监测血糖，肾功能变差。今年开始皮下注射精蛋白锌重组人胰岛素混合注射液，血糖控制得不错，今年三次测糖化血红蛋白为 6.4% ~ 6.6%。

我现在血糖控制得挺好，也没有低血糖发生，是不是可以不管肾脏的问题了？

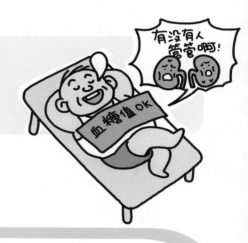

答：

糖尿病患者中有 20% ~ 40% 会发生糖尿病肾病，是糖尿病患者发生肾衰竭的主要原因。虽然现在血糖控制得不错，但是您的肾脏已经发生了损伤，处于慢性肾脏病 3b 期。建议在医生指导下用药治疗，并排除其他原因引起的肾脏损害、进行糖尿病眼底视网膜病变筛查等。

糖友宜/忌

严格控制血糖可以延缓糖尿病相关慢性肾病的进展，已出现肾脏病变的糖友应定期复查并治疗。

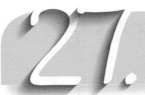

27. 夫妻生活不太行，确实能怪糖尿病

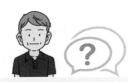

医生，请问糖尿病会影响性功能吗？

哎……

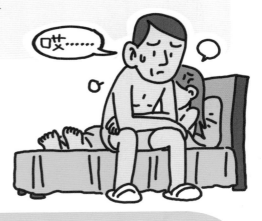

答：

　　糖尿病会影响性功能！糖尿病与性功能关系密切。性功能障碍是糖尿病慢性并发症之一，由泌尿神经系统自主神经病变引起，常见于血糖控制不佳的患者。男性性功能障碍常表现为勃起功能障碍和（或）逆向射精。据统计，男性糖尿病患者发生勃起障碍的概率比普通人群高；而糖尿病患者发生阳痿的年龄比非糖尿病人群早 10 ~ 15 年。女性性功能障碍常表现为性欲减退、性交疼痛。

糖友宜忌

　　将血糖控制平稳能预防泌尿生殖系统自主神经病变的发生。

31

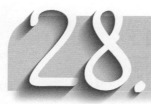

28. 糖尿病 + 贫血不可怕，找对病因能治疗

患者病历卡

刘婆婆，72 岁，身高 160 cm，体重 42 kg，BMI 为 16.41 kg/m², 2 年前确诊为 2 型糖尿病，日前诊断出贫血。

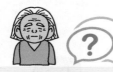

我这又是糖尿病，又是贫血的，应该怎么办呢？

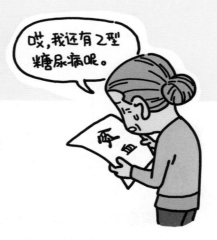

哎，我还有2型糖尿病呢。

答：

首先应找到引起贫血的原因，再确定治疗方式。

糖尿病患者贫血常与**疾病因素和饮食因素有关**，控制好原发疾病，同时科学、合理饮食，找出贫血原因，针对原因进行处理就能有效改善贫血。

糖友宜/忌

糖尿病患者出现贫血要及时就医，以便找到病因做针对性处理。

知识链接

糖尿病患者发生贫血的常见原因包括：

①**饮食因素**：糖尿病患者需要控制饮食，但如果采取不科学的方式，过度节食或偏食，便可能因为饮食结构不合理，缺乏相应的营养元素引起营养不良，导致贫血。

②**疾病因素**：糖尿病肾病是糖尿病患者常见的并发症之一，由于肾脏病变导致体内无法生成足够的促红细胞生成素，致使红细胞缺少，引发贫血。糖尿病患者常易罹患恶性肿瘤，当出现贫血时应注意排除肿瘤可能。

③**药物因素**：长期服用二甲双胍的患者可能出现维生素 B_{12} 吸收不良，导致巨幼红细胞贫血；在使用噻唑烷二酮类（TZD）药物过程中可能发生轻中度贫血，可能是由于体重增加、肝功能异常等间接增加贫血风险。

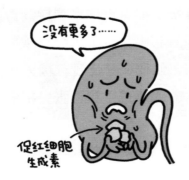

29. 大便不正常，和糖尿病有关吗？

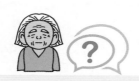

我发现自己近3个月大便和以前不一样了，有时便秘，有时拉肚子，这是糖尿病引起的吗？

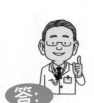

答：

林阿姨这种情况很有可能是**糖尿病胃肠自主神经病变**引起的。在糖尿病患者中，有不少会出现腹泻、便秘等症状，甚至表现为腹泻、便秘交替出现。糖尿病患者胃肠自主神经受累，可出现食道蠕动减慢和胃张力降低、胃排空时间延长等导致上腹饱胀感，胃酸减少、胆囊功能障碍等导致打嗝、恶心、呕吐，肠蠕动障碍导致便秘与腹泻交替。值得注意的是，糖尿病胃肠自主神经病变需要采用排除性诊断来确诊。

糖友宜/忌

糖尿病胃肠自主神经病变是排他性疾病，应排除可能和症状相关的其他疾病，所以糖友出现相关症状时应及时寻求医生帮助，不要自己随意处理。

知识链接

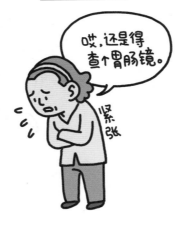

糖尿病胃肠自主神经病变的排除性诊断，就是在排除是其他疾病如胃肠道肿瘤、炎症等引起的相应症状后，才能诊断是糖尿病胃肠自主神经病变，因此，相当一部分患者需要行胃肠镜检查排除胃肠道器质性病变。另外，盐酸二甲双胍片、阿卡波糖片等降糖药常见的不良反应有恶心、呕吐、腹泻、腹痛等消化道症状。糖尿病患者出现消化道症状时应该积极配合医生问诊，以便医生结合查体和胃肠镜等检查明确病因。

30. 尴尬，糖尿病导致"管不住尿"？

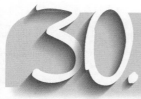

患者病历卡

李婆婆，77 岁，患糖尿病 35 年。

我现在老是"管不住尿"，随时都有点"**流尿**"，是不是和糖尿病有关系？

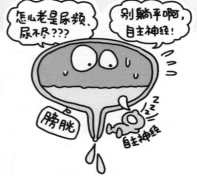

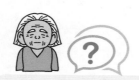

答：

"流尿"可能和糖尿病有关系。**糖尿病神经病变**是糖尿病常见的慢性并发症之一，自主神经病变则是其中一种。如果患者合并糖尿病膀胱自主神经病变，也就是管膀胱的自主神经出现了问题，可以出现排尿困难、夜尿增多、尿频、尿淋漓不尽，甚至尿潴留、尿失禁等。当然，男性患者需要注意有无前列腺增大；而女性患者应注意合并尿路感染。这些可以通过泌尿系超声、膀胱残余尿测定、尿常规等检查做出临床诊断。

糖友宜/忌

老年女性糖尿病患者出现"管不住尿"的症状，除了考虑糖尿病并发症，同时应至泌尿外科和（或）妇科就诊，明确诊断。

31. 脚底长老茧、裂口别大意

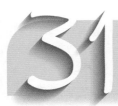

患者病历卡

唐大爷，69 岁，患糖尿病 10 多年。

我咋感觉近半年**我脚底的老茧越来越厚了**，有时候还有"**裂口**"，这个是不是和糖尿病有关系啊？

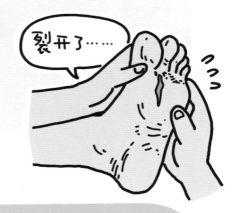

裂开了……

答: 有关系。胼胝，俗称"老茧"，是一种皮肤病，多是因皮肤长期受压迫和摩擦而引起的皮肤局部扁平角质增生，常发于足底，尤其是骨突起部位。足底发生胼胝常见病因: 某些职业需要长时间地行走或站立；常常穿不合脚的鞋子；穿尖头的高跟皮鞋；不正常的行走步态等。糖尿病患者的足部检查部位包括足背、足底、足内侧、足外侧、足后跟、踝部和脚趾间。**主要观察: 皮肤温度和颜色、胼胝、水肿、畸形、脱屑、真菌感染、关节活动度等**。如果出现不正常现象，应立即到正规医院处理，切忌到不正规的修脚店处理，以免引起感染、溃疡等。

糖友宜/忌

建议糖尿病患者冬季外用凡士林保护双脚皮肤，避免干裂，穿舒适宽松的鞋子。

32. 骨质疏松因素多，患糖尿病太久算一个

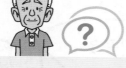

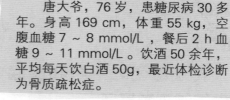

患者病历卡

唐大爷，76 岁，患糖尿病 30 多年。身高 169 cm，体重 55 kg，空腹血糖 7 ~ 8 mmol/L，餐后 2 h 血糖 9 ~ 11 mmol/L。饮酒 50 余年，平均每天饮白酒 50g，最近体检诊断为骨质疏松症。

长期规律补钙，为啥还会得骨质疏松症？是不是和我得了 30 多年的糖尿病有关啊？

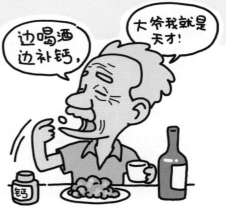

边喝酒边补钙，

大爷我就是天才！

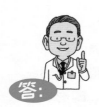

答：

骨质疏松症（OP）是一种常见的全身性骨骼疾病，以骨量降低、骨组织微结构损坏、骨脆性增加、易发生骨折为特征，在老年群体，特别是绝经后女性中常见，是一种可预防、可治疗的疾病。唐大爷**高龄、糖尿病病程长**，同时有长期**大量饮酒**等不良生活习惯，这些都是引发骨质疏松症的危险因素。

糖友宜/忌

积极调整生活方式，如合理膳食、适量运动、保证充足光照、戒烟、限酒、避免过量饮用碳酸饮料及咖啡，同时避免或减少使用影响骨代谢的药物、合理补充钙剂及维生素 D 等。

知识链接

骨质疏松症的危险因素

骨质疏松症的危险因素分为**可控因素**和**不可控因素**。

可控因素：

①**不健康生活方式**。包括高钠饮食、运动量少、吸烟、大量饮酒、过量饮用含咖啡因的饮料、蛋白质摄入过多或不足等。

②**疾病**。包括会引起骨代谢异常的内分泌系统疾病（如糖尿病）、风湿免疫性疾病、胃肠道疾病、血液系统疾病、神经肌肉疾病、慢性肾脏病及心肺疾病等。

③**使用影响骨代谢的药物**。包括糖皮质激素、促性腺激素释放激素类似物、质子泵抑制剂、甲状腺激素、抗病毒药物、噻唑烷二酮类药物、抗癫痫药物等。

不可控因素：

不可控因素主要有**种族、老龄、女性绝经、脆性骨折家族史等**。

对于已经诊断为骨质疏松症的患者，应根据骨量减少程度、是否合并骨折等情况，考虑应用抗骨质疏松症药物。在日常生活中，注意自我保护，比如在浴室、卫生间安装扶手、铺防滑垫、避免跌倒摔伤，防范骨折的发生。

33. 心理健康别小看，抑郁也要及时管

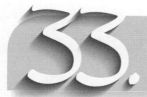

患者病历卡

庞阿姨，58 岁，患糖尿病 23 年。

医生，我得糖尿病二十几年了，天天打针、吃药、测血糖，简直被弄烦了，其他啥事都没有兴趣做。我是不是得了抑郁症啊？

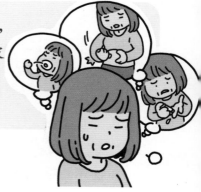

答：

抑郁症是目前常见的心理疾病之一，以显著而持久的心境低落为主要表现。 有研究显示，糖尿病患者发生焦虑、抑郁等情绪障碍的概率确实高于健康人。糖尿病是一种慢性疾病，需要终身治疗，尚无法彻底治愈，但糖尿病患者只要血糖控制好，没有严重并发症或者合并症，生活质量不比健康人差，因此得了糖尿病不需要有沉重的心理负担。

糖友宜/忌

与医务人员积极配合，培养良好的生活方式，保持乐观的心态，养成科学、合理的自我管理习惯。一旦发现自己情绪低落或者性格有异常变化，应立即就医寻求心理援助。

生活习惯篇

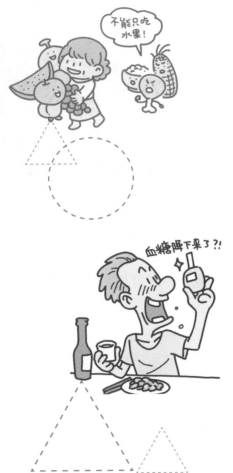

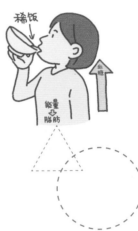

1. 爱吃糖就会得糖尿病？

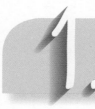

患者病历卡

肖先生，28岁，身高175 cm，体重85 kg，腹围98 cm，体检时发现空腹血糖为6.5 mmol/L。

问题一：爱吃糖，是不是就容易得糖尿病？

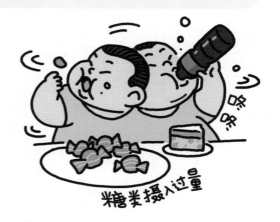

糖类摄入过量

答：

　　糖尿病的发病是人体**胰岛素绝对或相对分泌不足伴或不伴胰岛素抵抗的结果**，并不是糖吃得多就会得糖尿病，但我们应该知道，长期高糖饮食，容易导致肥胖。大量证据表明，**不健康的生活方式、肥胖**是糖尿病发病的危险因素。注重饮食营养及膳食平衡，能够有效降低糖尿病的发病风险。肖先生体重超标，需要从生活方式上进行调整干预。

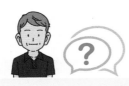

问题二：爱吃糖，现在空腹血糖偏高，那超市卖的无糖食品我可不可以随便吃呢？

答：

符合国家食品卫生标准的无糖食品可以作为甜品替代食品食用。需要注意的是，淀粉类食物是人体摄取糖分的主要来源，即使标签上写的是**无糖食品**，如无糖饼干、无糖萨其马等，但由于其**淀粉含量高，过量食用也容易造成血糖升高**。

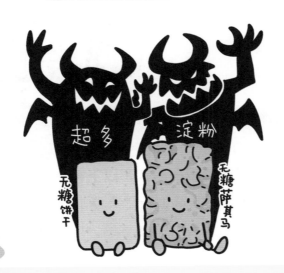

糖友宜/忌

腹型肥胖明显、空腹血糖升高者，需要及时去医院做检查，以明确诊断是否患糖尿病。

2. 饮食习惯不好，糖尿病上门找

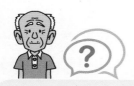

患者病历卡

刘大爷，65 岁，身高 160 cm，体重 100 kg，患 2 型糖尿病 15 年。

我儿子患 2 型糖尿病 3 年，我孙子 13 岁，身高 160 cm，体重 85 kg，**平时饭量大，把饮料当水喝，喜欢喝可乐、吃汉堡和其他零食**。我们祖孙三代体形相似。再这样下去，我孙子将来是不是也会得糖尿病哦？

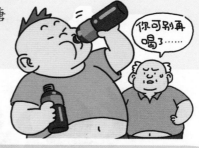

你可别再喝了……

答：

刘大爷的孙子，如果不改变现在的生活方式，任其发展，糖尿病肯定会找上门。

未成年、容易得糖尿病的人有以下特点：①肥胖。②有 2 型糖尿病家族史。③患高血压、高脂血症、多囊卵巢综合征（PCOS）。④母亲怀孕期间被诊断为妊娠期糖尿病。

糖友宜/忌

有糖尿病家族史的未成年人，保持健康生活方式、维持正常体重非常重要。

3. 一旦确诊糖尿病，饮食准则要记牢

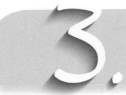

患者病历卡

李先生，54岁，刚确诊糖尿病。

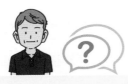

我才确诊了糖尿病，都说糖尿病要控制饮食，**到底什么能吃，什么不能吃**？

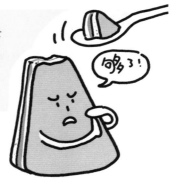

答：

糖尿病患者应遵照医嘱控制血糖，改善饮食结构，这有利于改善血糖状态。糖尿病患者要严格限制糖果、蜂蜜及各种甜点的摄入，但也并不是说一点甜食都不可以吃，而是要注意控制摄入的热量总量。**推荐参考以下饮食准则**：①控制每日摄入总热量，达到或维持理想体重。②平衡膳食。③食物选择多样化，谷类是基础。④限制脂肪摄入量。⑤适量选择优质蛋白质。⑥减少或禁忌单糖及双糖食物摄入。⑦高膳食纤维膳食。⑧减少食盐摄入。⑨坚持少量多餐，每餐定时、定量。⑩戒烟，限制饮酒。

糖友宜/忌

在血糖控制平稳、合理饮食的前提下，糖尿病患者什么都可以吃。

4. 家人没得糖尿病，也不能掉以轻心！

患者病历卡

李先生，36岁，身高172 cm，体重80 kg，体检发现空腹血糖为9.2 mmol/L，糖化血红蛋白为8.1%，诊断为2型糖尿病。

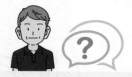

我家没人有糖尿病，为啥**就我得了糖尿病**呢？

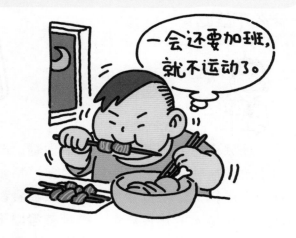

答：

目前我国成年2型糖尿病患病率超过10%。2型糖尿病的发生是**遗传、环境及其他因素**共同作用的结果。遗传因素在2型糖尿病的发生中只起一部分作用，作用更大的是后天因素，如**年龄、饮食、肥胖、高血压、脂代谢紊乱**等。李先生现在身高172 cm，而体重超过80 kg，平时因为工作繁忙，也没有控制饮食、规律运动，不良的生活方式导致体形偏肥胖，就容易发生糖尿病。

糖友宜/忌

宜严格控制饮食，加强运动，减轻体重，再配合降糖药治疗。这样完全有可能把血糖控制好，而且用药还可能减量甚至"逆转"糖尿病。

知识链接

如今，人们的生活方式改变，高能量、高脂饮食摄入增加，而体力活动明显减少，超重、肥胖发生率的提高，导致很多人的身体对体内**主要降血糖的激素——胰岛素**的作用不敏感，从而导致血糖升高。同时，人们生活节奏加快也使人长期处于应激环境，这可以**加重胰岛素抵抗**。因此，即使没有遗传的背景，也可能导致糖尿病的发生。

5. 控制饮食不是光少吃，还有秘诀在其中

 到底怎么吃才是控制饮食？

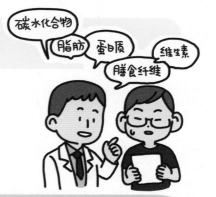

答：

糖尿病前期或糖尿病患者应当制订个体化能量摄入计划，目标是既要达到或维持理想体重，又要满足不同情况下的营养需求。超重或肥胖的糖尿病前期或糖尿病患者，应减重。

饮食建议：①**碳水化合物占饮食总热量的 45% ~ 60%**。②**脂肪占饮食总热量的 20% ~ 35%**。③肾功能正常的糖尿病患者，**蛋白质摄入量占饮食总热量的 15% ~ 20%**，其中优质蛋白比例超过 1/3。④限制饮酒。⑤建议每日**膳食纤维**摄入量为 12 ~ 14 g/1000 kcal*。根据营养评估结果适量补充 B 族维生素、维生素 C、维生素 D 以及铬、锌、硒、铁、锰等多种**微量营养素**。

糖友宜/忌

不推荐 2 型糖尿病患者长期接受极低热量（< 800 kcal/d）的营养治疗。

---

* 1 kcal ≈ 4.18 kJ。

6. 饮食禁忌惹人恼，合理膳食要记牢

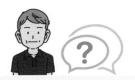

患者病历卡

李大叔，50岁，刚确诊糖尿病。

听说糖尿病患者的血糖水平跟饮食有关，意思是我以后吃饭都要被限制了？这人生还有啥意思哦。

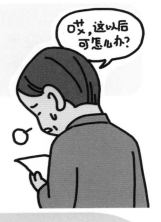

哎，这以后可怎儿办？

答：

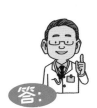

饮食与血糖的关系非常密切，血糖是血液中所含有的葡萄糖，血糖的主要来源是人体从食物中摄取的糖类，食物中的糖类通过胃肠道消化吸收进入血液，供给日常活动所需能量。多余的能量可转化为糖原、蛋白质、脂肪等储存。饥饿时人体会从储存的肝糖原中分解出葡萄糖。正常人通过**分泌胰岛素调节血糖的水平**，而当胰岛素分泌不足或胰岛素抵抗时，就无法调整血糖在正常范围内波动。相比于健康人群，糖尿病患者过量摄入食物易造成血糖升高，因此更应注意膳食平衡。

糖友宜/忌

糖尿病患者合理搭配饮食，不仅可以满足口腹之欲，还可有效控制血糖，并不是说得了糖尿病就啥都不能吃了。

7. 饮食控制难度高，医生来把妙招教

患者病历卡

张叔叔，男，56岁，患糖尿病4年。

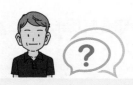

医生，我有糖尿病，你们要我**控制饮食**，但我就是办不到啊，总要想吃东西，怎么办嘛？

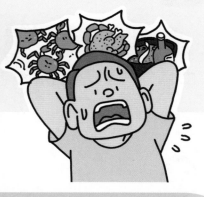

答：

饮食控制确实很难，但还是有些小技巧。糖尿病是终生慢性疾病，而控制饮食及适当运动是必须贯穿全程的治疗方式。首先，要明白控制饮食的目的是更好地控制血糖，延缓并发症发生，让自己的生活有质量。其次，我们在**选择食物的时候可以选择一些消化慢、饱腹感强的食物**，如鸡蛋、牛奶、精瘦肉、燕麦等。再次，在**进餐时细嚼慢咽**，这样就会减轻饮食控制带来的不适感。最后，在两餐之间如感到饥饿，可以**选择一些含糖量低的蔬菜或水果**，如黄瓜、西红柿等，尽量不要选择含糖量高或者含脂肪量高的食品。

糖友宜/忌

科学搭配、细嚼慢咽、合理加餐，糖尿病患者也可以享受美食。

8. 吃得少，为啥血糖还是控制不好？

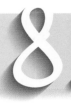

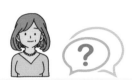

患者病历卡

袁阿姨，60 岁，5 年前确诊 2 型糖尿病，平时严格控制饮食，一直以来血糖控制较好。近半个月血糖突然波动明显，袁阿姨刻意减少了进食量，甚至不吃饭，但血糖还是控制不好。

我吃得这么少了，为什么血糖还是控制不好呢？

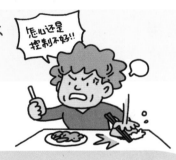

答：

糖尿病患者不仅需要**控制饮食**，还需要**加强运动、规律服药、监测血糖**。控制饮食不是说单纯少吃或者不吃，而是要科学地进食。首先，根据体重、活动量制订每日摄入总能量的目标，以达到或者维持健康体重。其次，在控制每日摄入总能量的前提下根据自己的代谢相关指标（如血脂水平、肾功能等），分配每日碳水化合物（主食）、脂肪及蛋白质摄入量。再次，**注意每日胆固醇摄入量不宜超过 300 mg**。比如，针对存在肾功能损伤的糖尿病患者，推荐摄入优质蛋白，例如蛋、奶、鱼、瘦肉等。最后，**建议适当补充 B 族维生素及微量元素**。

糖友宜/忌

控制饮食和加强运动是控制血糖的两大法宝。

9. 完全不准喝稀饭？爱吃软的咋个办？

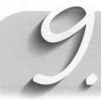

听说**得了糖尿病就不能喝稀饭**，但我胃肠不好只能吃点软的，怎么办呢？

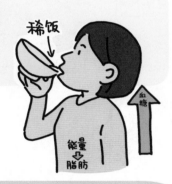

稀饭

血糖

能量 ⇩ 脂肪

答：

　　糖尿病患者不是不能喝稀饭，而是要选择性地喝。血糖指数大于或等于70的为高血糖指数食物，低于或等于55的为低血糖指数食物。吃高血糖指数食物在短时间内会使血糖迅速升高，胰岛素分泌增加，让吃进体内的热量易转化为脂肪。吃低血糖指数食物时消化吸收会相对较慢，糖尿病患者的血糖易维持在比较稳定的状态。因此，糖尿病患者在选择饮食的时候应尽量选择低血糖指数食物，普通白米粥血糖指数较高，不宜食用。

糖友宜/忌

　　胃肠不好的糖尿病患者可选择低血糖指数的杂粮粥。

10. 杂粮可以吃，"糊糊"需慎重

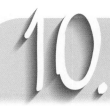

患者病历卡

黄叔叔，56岁，5年前确诊2型糖尿病，喜欢吃软食。

听说得了糖尿病吃杂粮比较好，我把杂粮打碎做成"糊糊"（糊状食物）当早餐，这样可不可以？

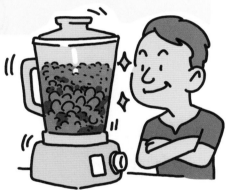

答：

《国家基层糖尿病防治管理指南（2022）》建议糖尿病患者吃血糖指数低的碳水化合物食物，可以适当地吃杂粮，但是如果把**杂粮做成糊状，其升血糖效果会提高**，因此糖尿病患者可以吃杂粮，但是尽量不要做成糊状来吃。

糖友宜/忌

糊状食物易被消化吸收，升血糖速度较快，不建议糖尿病患者经常食用。

11. 食用粗粮"糊糊"，血糖涨涨涨

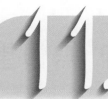

我早上都是吃的粗粮"糊糊"，咋个餐后血糖还一直偏高呢？

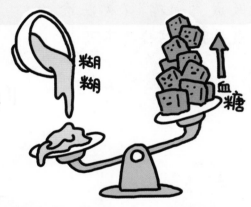

答：

生活中我们提到的粗粮"糊糊"是由玉米、大豆、大麦、高粱等谷物，通过精细加工磨成粉状后，冲调或熬煮得到的。**进食这样的粗粮"糊糊"与喝稀饭作用相似，人体易吸收，最终会导致血糖快速升高。**

糖友宜/忌

糖尿病患者如果早晨就喜欢吃"糊糊"，那需要延长进食时间，同时可配合蔬菜进食。

12. 就爱面食这一口，非得要吃有方法

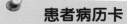

患者病历卡

肖先生，35岁，东北人，主食是面食，2个月前确诊2型糖尿病。

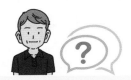

听说得了糖尿病不能吃太多面食，那我咋办？

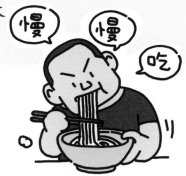

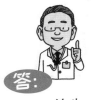

答：

首先，可以肯定的是**糖尿病患者是可以吃面食的**，只是一定要控制每日摄入量。在控制摄入量的情况下，糖尿病患者应根据自己的代谢状态、工作性质，尽量选择血糖指数较低的面食（如荞麦面、意大利面等），并尽量不加血糖指数较高的作料；避免一次进食过多面食，吃的时候应细嚼慢咽，切忌狼吞虎咽。这样，以面食为主食的糖尿病患者也可以较好地控制血糖。

糖友宜/忌

控制每日面食总摄入量，正确烹饪，科学进食，吃面也能稳住血糖。

13. 50 g 馒头都有说法！

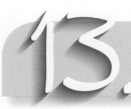

医生，50 g 馒头是 50 g 面粉做成的馒头，还是蒸熟后重量为 50 g 的馒头？

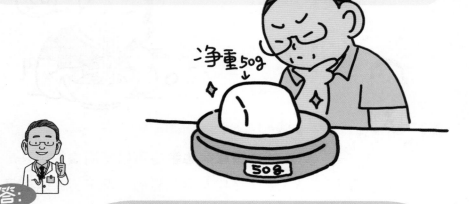

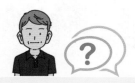

答：

由于烹饪方法不同，烹饪后的食物重量不好估计，故针对糖尿病患者饮食的重量建议一般是指生的重量，也就是**没有蒸煮之前的重量**。因此，建议糖尿病患者吃的 50 g 馒头是指净重 50 g 的面粉蒸熟的馒头。

糖友宜/忌

面粉是能量的重要来源，糖尿病患者能量摄入应和自身消耗相匹配。

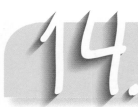

14. 牛羊肉及坚果怎么吃?

患者病历卡

卓先生,男,56 岁,喜食牛羊肉,
3 个月前确诊 2 型糖尿病。

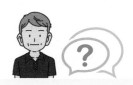

患了糖尿病是否可以食用牛羊肉及坚果?

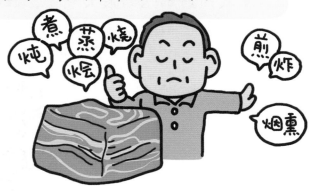

答:

　　在控制好量的情况下,糖尿病患者可以食用任何食物。牛羊肉含有消化吸收率高的优质蛋白及多种微量营养素,对维持老年人肌肉合成十分重要。推荐尽量选择炖、煮、蒸、烩、烧等烹饪方式,少煎炸和烟熏。大部分坚果不饱和脂肪酸含量较高,可以食用,但其热量较高,不宜多吃,否则可能升高血糖。糖尿病患者在**控制总量及正确选择烹饪方式**的前提下,是可以食用牛羊肉及坚果的。

糖友宜/忌

　　牛羊肉是蛋白质的重要来源,合理摄入有利于血糖控制。

15. 天天吃得有盐有味，血糖、血压齐失控

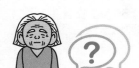

患者病历卡

宁奶奶，73 岁，高血压史 10 年，糖尿病史 1 年，平时喜欢吃高盐重油的食物，血压控制较差，血糖控制一般。

我的药都吃到最大量了，血压还是偏高，血糖控制也是一般。我晓得我吃得咸，所以血压、血糖控制不好，但是我又喜欢吃有盐有味的东西，没味道我吃不下，咋办呢？

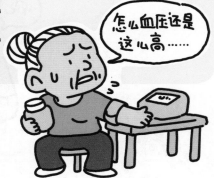

怎么血压还是这么高……

答：

对于宁奶奶来说，改善生活方式的第一步是**减少钠盐摄入，每天不超过 5 g**，减少钠盐摄入有以下几种办法：①减少烹调用盐。②避免或减少摄入含钠盐较高的加工食品，如咸菜、火腿、各类炒货和腌制品。③烹调时尽可能使用定量盐勺，起到警示作用。④限制摄入含钠高的调味品，如味精、酱油、调味酱。

糖友宜/忌

健康的生活方式是控制血压、血糖的有效方法之一。

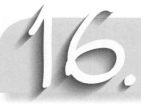

16. 只要不吃糖，其他想吃啥就吃啥？

患者病历卡

李太婆，82 岁，患 2 型糖尿病、原发性高血压 30 余年，规律服用降压、降糖药，但未控制饮食。

我患糖尿病几十年了，除了糖不吃，其他什么都在吃，现在还是好好的，也没什么问题嘛？

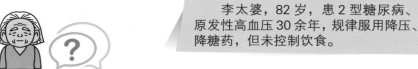

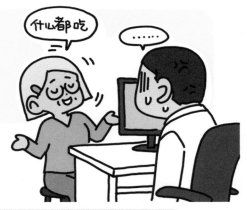

什么都吃

……

答：

除了糖不吃，啥都吃的生活方式肯定是不正确的。糖尿病、高血压为终生疾病，它们的严重并发症常引起严重后果。糖尿病、高血压的并发症是不可逆的，不同的人发生并发症的时间及严重程度不同。虽然您除了糖以外什么都吃，看起来也没出现问题，但是实际有没有问题取决于您的血糖、血压水平，且现在没有症状并不代表您没有发生并发症。**很多早期并发症并不会引起身体不适**，所以我们需要定期进行糖尿病、高血压并发症筛查，在早期进行干预，延缓并发症的发生，延长寿命。

糖友宜/忌

糖尿病患者宜保持低盐、低脂饮食。

17. 哪些蔬果可以缓解便秘，还不升血糖？

患者病历卡

张太婆，88岁，确诊2型糖尿病20余年，近日便秘。

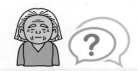

便秘的时候吃点红薯会好些，但是吃了红薯后血糖就又要升高，这咋办哦？

通畅！

答：

大多新鲜的蔬果均含有丰富的纤维素，能缓解便秘，但是红薯淀粉含量很高，吃了以后血糖容易升高。便秘时，糖尿病患者**可以选择其他含糖量较低的蔬果**，有利于肠蠕动，缓解便秘，如黄瓜、萝卜等。如果吃红薯缓解便秘效果更好，建议减少其他高碳水化合物食物的摄入量，保持碳水化合物摄入平衡。此外，糖尿病患者出现便秘要排除胃肠道肿瘤等病变。

糖友宜/忌

糖尿病自主神经病变会导致便秘或大便次数增多，应警惕。

18. 芹菜好，降糖妙！

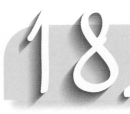

患者病历卡

胡大爷，66 岁，确诊 2 型糖尿病 6 年。

听说南瓜、芹菜可以降血糖，我是不是可以多吃点南瓜、芹菜，少吃点降糖药？

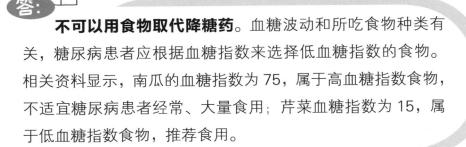

答：

不可以用食物取代降糖药。血糖波动和所吃食物种类有关，糖尿病患者应根据血糖指数来选择低血糖指数的食物。相关资料显示，南瓜的血糖指数为 75，属于高血糖指数食物，不适宜糖尿病患者经常、大量食用；芹菜血糖指数为 15，属于低血糖指数食物，推荐食用。

糖友宜/忌

合理饮食和药物治疗是控制血糖的两种有效手段，二者相辅相成。

61

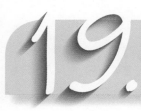

吃不了甜的就多吃苦的?

患者病历卡

孙女士，62 岁，15 年前诊断为糖尿病，目前口服二甲双胍缓释片、米格列醇片治疗，糖化血红蛋白为 7%。

医生，我吃的降糖药太多了。听说吃苦瓜可以降血糖，我能少吃一点降糖药，通过多吃点苦瓜来降血糖吗？

不能吃甜的，吃苦的总没错！

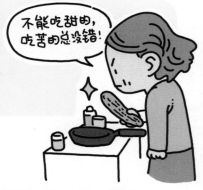

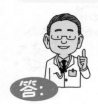

有研究表明，苦瓜总皂苷可以降低 2 型糖尿病大鼠模型血糖水平，但目前没有明显的临床试验依据来证明吃苦瓜的降血糖效果优于服用降糖药。可以肯定的是，糖尿病患者适量增加苦瓜等蔬菜类食物摄入有利于控制血糖，但应注意，**苦瓜这类食物无法替代药物**。按时按量服用降糖药，同时监测血糖、糖化血红蛋白，才是控制血糖、预防并发症的有效途径。所以如果喜欢吃苦瓜则可以常常吃，但不能用其替代药物。

糖友宜/忌

糖尿病患者每天摄入 500 g 及以上的新鲜蔬菜有助于控制血糖，但蔬菜不能代替药物。

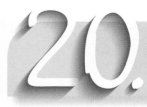

20. 想吃水果？也不是不行

患者病历卡

王女士，68 岁，患 2 型糖尿病 15 年，糖化血红蛋白为 6.5%，喜欢吃水果。

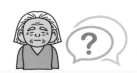

医生，我血糖控制得很好，看到那么多水果一点都不能吃，感觉自己好造孽（惨）哦，**真的一点儿都不能吃吗**？

这些都不能吃？

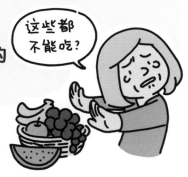

答：

想吃水果可以，关键是血糖要稳定。

水果含有对身体有益的维生素 C、无机盐、水和纤维素等，对防止动脉硬化及便秘等都有好处。糖尿病患者吃水果要根据自身的病情科学合理地吃。一般来说，空腹血糖在 7.8 mmol/L 以下，餐后 2 h 血糖在 10 mmol/L 以下，糖化血红蛋白在 7.5% 以下，不常出现较大血糖波动，可以吃含糖量低、味道酸甜的水果。

通常，如果餐后 2 h 血糖小于 10 mmol/L，餐后约 2.5 h 可以进食水果。不要一次性进食太多水果，例如一个苹果可以分成 2 ~ 3 次进食，这样可以避免进食水果后血糖波动太大。

糖友宜/忌

糖尿病患者不要在餐前或者餐后马上进食水果；不建议吃含糖高的水果，如红枣、桂圆等。

21. 不能吃主食，那只吃水果能行不？

患者病历卡

孟女士，52 岁，患 2 型糖尿病 3 年。

我 1 个月前听人说得了糖尿病不能吃主食，要饿肚子，所以我现在每天只吃水果，但是血糖还是控制得不好，为什么呢？

不能只吃水果！

答：

只吃水果过于极端了。控制饮食能很好地帮助糖尿病患者降低血糖，但是在选择食物的过程中不能单一地摄入某一类，**我们需摄入不同种类的食物来满足身体的营养需求。**单一地只吃水果会导致部分营养素的缺乏，且水果也分为高糖、低糖水果，我们在血糖控制平稳的情况下可以选择一些低糖的水果在两餐之间食用。

糖友宜/忌

糖尿病患者应根据体重、活动量摄入适量的碳水化合物、蛋白质、脂肪等来维持身体的日常所需。

22. 蜂蜜水、馒头与血糖间的"秘密"

患者病历卡

李婆婆，70岁，确诊2型糖尿病9年。

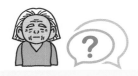

听说每天早上喝一杯蜂蜜水能缓解便秘，但是蜂蜜水是甜的，会不会影响血糖啊？不喝蜂蜜水只吃馒头，血糖为什么也会升高？

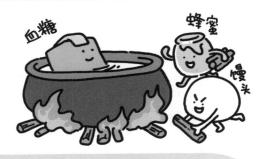

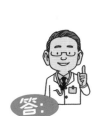

答：

蜂蜜含有较高浓度的单糖，喝多了蜂蜜水会影响血糖。糖尿病患者在血糖控制较好的时候偶尔喝少量的蜂蜜水是可以的。**馒头富含碳水化合物，血糖指数比较高**，所以吃馒头后与喝蜂蜜水后血糖都会升高。

糖友宜/忌

糖尿病患者应尽量选择血糖指数较低的食物,如荞麦馒头、全麦面包、燕麦片等。

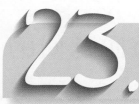

23. 想吃蜂蜜想得慌，咋办？

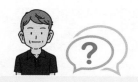

医生，我血糖控制得还可以哦，我平常能不能吃点蜂糖（蜂蜜）？

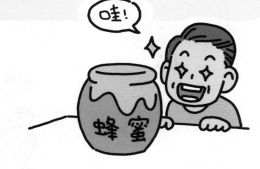

答：

糖尿病患者要控制摄入糖类的量，一般情况下建议**严格限制蜂蜜的摄入**，但是如果非常想吃蜂蜜或其他甜的东西，可以在保证总热量摄入平衡的情况下，适量吃一些。蜂蜜中含有较多的营养物质比如氨基酸等，具有较高的营养价值，但是这些物质都是可以从其他食物中摄取的，没有必要特地吃蜂蜜。

糖友宜/忌

蜂蜜不是营养和能量的必要来源，糖尿病患者应少吃或不吃。

24. "零碳饮食"不可取

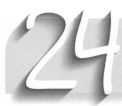

患者病历卡

王女士，35岁，患糖尿病1年。

得了糖尿病可以"零碳饮食"吗？

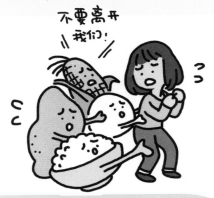

答：

糖尿病患者不能"零碳饮食"（不摄入碳水化合物），碳水化合物（主食）是最经济、直接的供能源，在控制摄入总热量的前提下，可以放宽主食的摄入量。主食摄入过少，机体会分解蛋白质，**造成营养代谢紊乱**，甚至发生酮症酸中毒。需要注意的是，主食摄入过多会升高血糖，还会**引起高脂血症、高尿酸血症和肥胖**。

糖友宜/忌

糖尿病患者应根据自身情况，在医生指导下制订个体化的饮食控制方案。

25. 宁愿天天吃苦荞，也不想吃降糖药？

听说苦荞可以降血糖，我就天天吃，目前空腹血糖 7 ~ 9 mmol/L，我是不是可以不服用降糖药了？

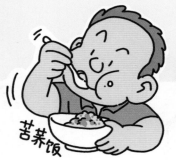

苦荞饭

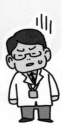

答：

所谓"苦荞"，分为黑苦荞麦与黄苦荞麦。黑苦荞麦营养价值较高，生长于高海拔的高寒山区，是膳食纤维含量较高的碳水化合物食物，可以适当增加摄入量，但**不能取代药物**。糖尿病患者在控制碳水化合物摄入总量的同时，应选择低血糖指数的食物，可适当增加非淀粉类蔬菜、水果、全谷类食物，减少精加工类食物的摄入。

糖友宜/忌

糖尿病患者应增加膳食纤维的摄入量，严格控制蔗糖、果糖制品的摄入。

26. 山楂泡水降糖好？只用一味没疗效

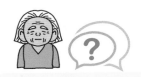

患者病历卡

赵婆婆，74 岁，确诊 2 型糖尿病 10 余年。空腹血糖 10 ~ 15 mmol / L。

听人说山楂泡水喝了可以降糖，我去打了一些山楂粉来吃，吃了血糖还是控制得不好，而且有时吃了山楂粉血糖还升高到 20 mmol/L。这是咋回事呢？

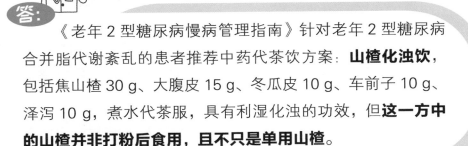

答：

《老年 2 型糖尿病慢病管理指南》针对老年 2 型糖尿病合并脂代谢紊乱的患者推荐中药代茶饮方案：**山楂化浊饮**，包括焦山楂 30 g、大腹皮 15 g、冬瓜皮 10 g、车前子 10 g、泽泻 10 g，煮水代茶服，具有利湿化浊的功效，但**这一方中的山楂并非打粉后食用，且不只是单用山楂。**

糖友宜/忌

老年 2 型糖尿病患者，当空腹血糖＞ 11.1 mmol/L，或糖化血红蛋白＞ 9%，或有明显高血糖症状（烦渴多饮、多尿、体重减轻）时，要及时就医。

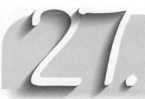

27. 咖啡选择需注意，糖友应喝无糖款

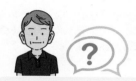

患者病历卡

杨先生，42岁，经常加班，患糖尿病1年余，目前口服降糖药治疗，空腹血糖6.0 mmol/L，糖化血红蛋白6.2%。

得了糖尿病可以喝咖啡吗？

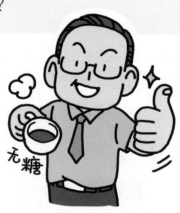

无糖

答：

一般情况下，糖尿病患者不宜进食含糖量较高的食品，否则容易导致血糖快速增高。**糖尿病患者应慎重饮用含糖量较高的咖啡**，市面上销售的无糖或代糖类咖啡产品是可以适量饮用的，但仍需注意监测血糖，一旦出现血糖突然增高及其他不适的情况，应停止饮用并就医。

糖友宜/忌

糖尿病患者可以适量饮用无糖咖啡。

70

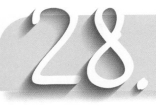

28. 要想血糖控制好，口腹之欲要管好

患者病历卡

陈先生，45 岁，确诊糖尿病 3 月余，目前口服二甲双胍早晚一粒，空腹血糖 5.8 mmol/L，餐后 2 h 血糖 7 mmol/L。

我每天都要慢跑 1 h 来控制体重，那我是不是可以稍微吃点甜的呢？

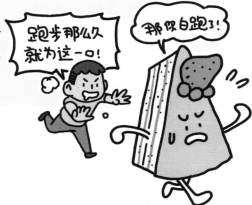

答：

糖尿病患者如果长期处于高血糖状态，可能导致身体的各器官组织出现慢性损害及功能障碍，因此**糖尿病患者应尽量避免大量进食甜食**，如果脯、果汁、蛋糕、奶油、巧克力等。这并不表示糖尿病患者绝对不能吃甜的，陈先生目前血糖控制较好，可以每日进食适量的新鲜水果，分次放在两餐中间吃。

糖友宜/忌

血糖控制良好的糖尿病患者，可以进食适量的水果、甜点。

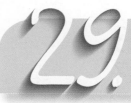

29. 偶尔可以尊重一下饮食偏好

患者病历卡

张婆婆，82岁，诊断糖尿病12年，现在口服降糖药治疗，餐后2 h血糖总是偏高，一般在14 ~ 16 mmol/L。经询问，张婆婆老喝稀饭。

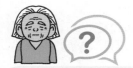

奇了怪了，得了糖尿病连稀饭都不准我喝了？

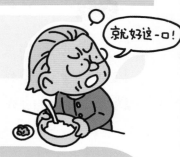

就好这一口！

答：

稀饭一般是由谷物，如水稻、小麦、玉米、大麦、燕麦、高粱等经过较长时间高温加工熬制而成，熬制后其食物颗粒变小，大分子淀粉水解为糊精或者麦芽糖，在消化酶的作用下迅速产生葡萄糖。因此，**进食稀饭后消化快，吸收率高，快速吸收后导致血糖迅速升高**。进食稀饭后血糖波动的特点是**血糖快速上升、迅速下降**，即血糖波动较大。

像张婆婆这样已经养成了喝稀饭习惯的人，一时半会儿很难改变，因此，我们给出以下建议：① 尽量避免一日三餐进食稀饭。② 减少熬稀饭时间，避免长时间高温制成糊状。③ 熬稀饭过程中加入芹菜等高纤维蔬菜或者肉类，延缓其进食后吸收。④ 延长每次喝稀饭的时间，可以一边吃菜一边小口进食稀饭。⑤ 如果经过以上措施，餐后血糖仍偏高，进餐时可嚼服阿卡波糖降低餐后血糖。

糖友宜/忌

菜、肉、稀饭合理搭配，细嚼慢咽，可延缓餐后血糖升高速度。

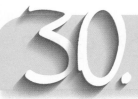

30. 瘦也要控制饮食，不代表能随便吃

患者病历卡

马女士，48 岁，身高 158 cm，体重 45 kg，半年前确诊糖尿病。

医生，我都这么瘦了，还要少吃点、控制饮食吗？我身体咋遭得住喔！

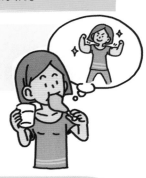

答：

马女士体重确实偏低，对于她来说，控制饮食是通过调整饮食增加肌肉含量，并不是减重。**对于糖尿病患者而言，没什么食物是绝对不能吃的**。患者觉得"啥子都不能吃"，是对糖尿病健康饮食的误解。

糖尿病患者应更加注重**膳食平衡**，在控制总热量摄入的前提下，更加注重谷类、肉、蛋、奶、蔬菜及水果种类齐全，以便获得**均衡营养**。在饮食结构上建议多吃些血糖指数较低的蔬菜，如黄瓜、西红柿、青菜、芹菜等；水果，如柚子、草莓、青苹果等；蛋白质选择优质蛋白，如瘦肉、牛奶、鱼类等；主食可以选择粗粮，如全麦粉、玉米面、荞麦面、燕麦面等做成的馒头，也可以食用杂粮米饭等，但都要注意控制摄入的总热量。

糖友宜/忌

一般情况下，糖尿病患者应严格限制的食物主要包括糖果、蜂蜜、蛋糕等含糖较高的甜食以及饮料等。

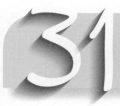

31. 服用降糖药后老想吃肉？

患者病历卡

邓先生，42岁，诊断为2型糖尿病1个月，给予降糖药治疗。

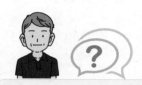

医生，我吃了降血糖的药就**老想吃肉**，这是为什么？

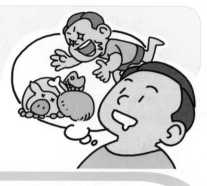

答:

　　这个现象可以从两个方面解释。一是糖尿病患者在确诊糖尿病后医生会建议控制饮食，**患者日常进食比以前的少，会导致饥饿感产生**。二是患者服用降糖药后，血糖从一个较高水平下降，机体会做出反应，反馈性地想摄入更多的能量来保持之前的高血糖水平。只要患者规律饮食、坚持运动，遵医嘱服用降糖药，血糖控制平稳，排除低血糖引起的饥饿感，在饮食中适当增加一些膳食纤维以增加饱腹感，机体饥饿感、想吃肉的感觉会逐渐消失。

糖友宜/忌

　　如果确实想吃肉，可以选择清蒸鱼肉、清炖鸡肉和瘦牛羊肉等，同时要注意吃肉时少喝汤。

32. 糖尿病患者一样要限盐

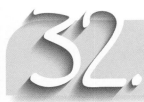

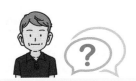

　　我刚确诊的糖尿病，我看我周围得了高血压的朋友都要限制盐摄入量，那我需不需要限制盐摄入量？

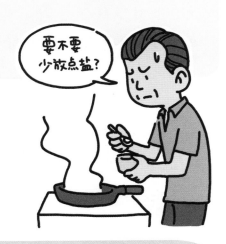

要不要少放点盐？

答：

　　健康饮食提倡注重控制盐摄入量，过多摄入盐容易引发高血压和心脑血管疾病。糖尿病患者应注重饮食平衡，注意控制盐摄入量，**每天盐摄入量不超过 5 g**，包括调味料、腌制品中的盐量。

糖友宜/忌

　　建议糖尿病患者少吃或不吃腊肉、咸鸭蛋、咸菜等。

33. 盲目控食不可取，要听营养师建议

患者病历卡

张先生，48岁，身高175 cm，体重70 kg。6个月前诊断2型糖尿病，通过饮食、运动控制血糖，血糖控制得不错。

我得糖尿病这半年体重下降了7 kg，近2个月下降了2 kg。为什么血糖控制好了，体重仍然在降呢？

体重还在降，是不是哪里没对哦？

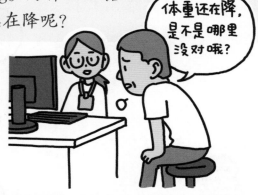

答：

体重下降与不科学的饮食控制、运动有关。进一步询问张先生最近两个月的饮食和运动情况得知：最近两个月张先生严格控制饮食，晚餐几乎不吃米饭等碳水化合物食物，每天运动时间至少1 h，包括游泳和在健身房进行力量锻炼。建议张先生找营养师制订营养食谱。

糖友宜/忌

糖尿病患者要科学地控制饮食和运动。

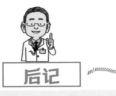

后记

　　张先生按照营养师制订的食谱规律进食后，体重没有再继续下降。

知识链接

　　所谓的"三多一少"，即多饮、多食、多尿和体重减少，是糖尿病的典型症状。葡萄糖是人体供能的主要来源，当血糖异常升高时，葡萄糖不能被人体充分利用，大量的葡萄糖随着尿液排出。用于供能的葡萄糖减少，为了满足身体需要，机体只能依靠脂肪、蛋白质分解供能，以满足各组织器官的正常运转。随着脂肪、蛋白质的消耗，体重逐渐降低。糖尿病患者如果血糖高，可能出现体重下降，但一般来说血糖控制后体重将不会继续下降。如果没有科学合理的膳食安排，过度减少每日必需的碳水化合物供给，同时运动消耗增加，人体不得不分解蛋白质和脂肪提供日常生活所需能量，此时糖尿病患者体重就仍会下降。当然，也需要警惕一些潜在的消耗性疾病，例如肿瘤、感染等。

又瘦了……

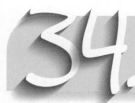

34. 鸡蛋营养物质佳，一天一个正正好

患者病历卡

陈女士，50 岁，患糖尿病 2 年多，口服二甲双胍、阿卡波糖降血糖，空腹血糖在 6.5 ~ 7.2 mmol/L，餐后 2 h 血糖在 7.5 ~ 8.5 mmol/L。

我 2 个多月前体检时发现低密度脂蛋白胆固醇增高，以后是不是不能吃鸡蛋了？

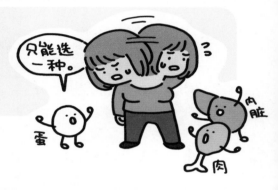

答：

鸡蛋含有丰富的蛋白质、胆固醇等营养物质，是较为理想的蛋白质来源。目前多流传蛋黄里含有丰富的胆固醇，很多人因此拒绝吃蛋黄，怕胆固醇会升高。我们应该注意到，一个鸡蛋中的胆固醇含量约为 300 mg，相当于是一个普通成年人每天需要的摄取量，**对于高脂血症患者而言，一天一个或隔天一个鸡蛋是比较适宜的，不会加重体内胆固醇负担，**但若在进食鸡蛋的同时，还选择大量食用肉类、内脏、鱼子等高胆固醇类食物，就会造成胆固醇摄入量偏高，导致低密度脂蛋白胆固醇增高，需要在膳食结构上进行调整。

糖友宜/忌

低密度脂蛋白胆固醇增高是心脑血管疾病的独立危险因素，因此要重视。

35. 管住嘴，健康体重不是梦

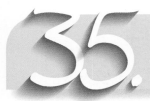

患者病历卡

向女士，61 岁，患糖尿病 3 年。以前管不住嘴，血糖控制不好，空腹血糖 8 mmol/L 以上。

医生，我最近可是严格按照你给我制订的食谱进食，空腹血糖确实降到 6 mmol/L 了，但是最近**瘦了好多**，我现在身高 156 cm，体重只有 55 kg，是不是因为吃了二甲双胍呢？

很棒！

答： **部分患者服用二甲双胍是会减轻体重的。** 另外，饮食控制严格、运动量较大，也可能导致体重下降。向女士目前的体重应该是比较合适的，建议保持在这个水平。现在，需要针对向女士目前的体重重新制订食谱。

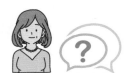

糖尿病患者如果体重在短期内下降明显，应当及时去医院就诊，排除胃肠道肿瘤等疾病引起的体重下降。

36. 生活习惯要保持，莫因亲戚把"心扰"

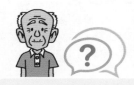

患者病历卡

张爷爷，73岁，13年前确诊糖尿病，平时血糖都控制得很好。

我最近早饭或者**午饭后1～2h**经常觉得**心慌、饿**，这是咋个回事儿啊？

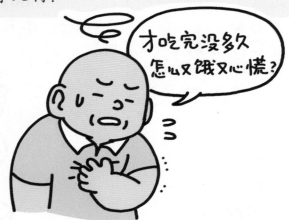

才吃完没多久怎么又饿又心慌？

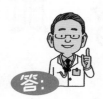

答：

　　张爷爷很大可能是发生了低血糖。当发生低血糖，尤其是反复发生低血糖时，应积极寻找原因，根据病情的变化及时调整治疗方案。经过询问得知，最近张爷爷家里来了亲戚，饮食就不如以前规律，还陪亲戚喝了一点小酒；同时，饭后陪着亲戚游览名胜古迹，运动量也明显增加，所以反复出现低血糖症状。

糖友宜/忌

①尽量保持规律饮食及活动。②注意监测空腹及三餐后2 h 血糖。③适量或不饮酒。

知识链接

低血糖的诱因有：①**未按时进食或进食量过少**。患者应当定时定量进餐，有可能误餐时应提前做好准备，随身携带水果糖等热量较高的小零食。②**运动量增加**。运动前应检测血糖，如血糖低于 5 mmol/L，应先吃点东西再运动。③**药物使用不当**。胰岛素或胰岛素促泌剂应用不当可能会诱发低血糖。④**喝酒**。尤其是空腹大量饮酒。酒精能直接导致低血糖，所以不建议糖尿病患者饮酒。

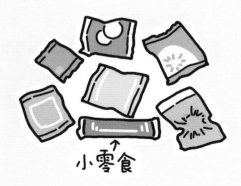

小零食

37. 体重降不了一点儿，怎么办？

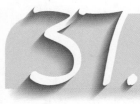

患者病历卡

黄先生，26 岁，2 年前确诊 2 型糖尿病，腰围 98 cm。血糖控制不佳。

别人总说我胖、肚子大，我已经吃得很少了，经常都感觉到饿，还是瘦不下来，怎么办嘛？

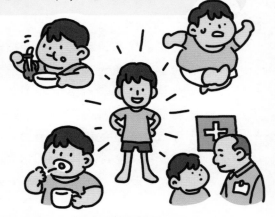

答：

控制体重对血糖控制很重要，糖尿病患者减重不能只靠少吃，**在合理饮食的前提下加强运动也是非常必要的**。在自己能耐受的情况下，可选择有氧运动和抗阻力运动。如果饮食、运动相结合仍不能减重，**可以在医生指导下通过药物进行减重**。

糖友宜/忌

减重不能只依靠节食，运动也至关重要。

38. 喝酒能降血糖？危险！

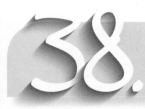

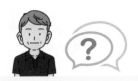

医生告诉我得了糖尿病最好戒酒，怎么我喝了酒血糖还降下来了呢？我可以把酒当成降糖药来喝吗？

血糖降下来了?!

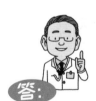

答：

饮酒以后血糖降低对于糖尿病患者来说是非常危险的状况。酒精会**抑制肝脏的糖异生及糖原的分解**，使人体血糖自动调节机制受损，所以糖尿病患者会出现**酒后低血糖**，若低血糖严重还会威胁生命。长期饮酒可能导致糖尿病患者并发胃肠黏膜受损、酒精性肝硬化、酒精性脑病等严重器质性病变，引起严重不良后果。

糖友宜/忌

糖尿病患者切忌因为喝了酒血糖会降低，就把酒当成降糖药。

39. 烟、酒危害大，糖友别碰它

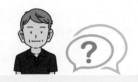

患者病历卡

高先生，44 岁，确诊 2 型糖尿病 2 年，平素应酬较多，吸烟、喝酒难以避免。

吸烟、喝酒对糖尿病患者到底有什么危害呢？

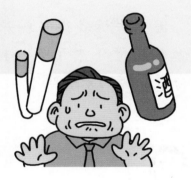

答：

所有烟盒上都有"吸烟有害健康"的标识！吸烟对人体的危害，特别**是对呼吸系统的危害**众所周知。同时吸烟是发生**心血管疾病的危险因素**之一，易导致血管内皮功能受损。糖尿病患者吸烟更容易诱发心肌梗死、脑梗死等心脑血管事件，出现下肢血管狭窄甚至闭塞，严重的时候可发生肢端坏死而**导致截肢**。喝酒容易**引起低血糖**。

糖友宜/忌

戒烟、限酒！！！

40. 吸烟危险系数高，戒烟才可把命保

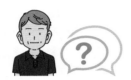

患者病历卡

龚叔叔，52岁，患糖尿病10年，吸烟30余年，20支／日，1年前经常于夜间出现心前区疼痛，伴明显出汗，持续约数分钟，服用硝酸甘油可缓解。

我最近1个月胸痛的情况明显减少了，是不是可以不用戒烟了？

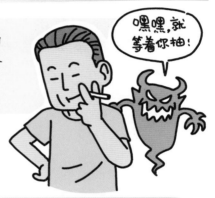

答：

根据龚叔叔的症状描述，考虑合并**心绞痛**，建议患者至心内科就诊以明确诊断。患者糖尿病病程长达10年，吸烟史为30余年，**而吸烟是糖尿病的高危因素**，也是大血管狭窄闭塞的独立危险因子。无论是糖尿病还是心血管疾病，我们在强调其治疗时，都提出了生活方式干预是治疗基础，生活方式干预就包括了戒烟，因此，即便龚叔叔的胸痛症状缓解，我们仍然建议戒烟，以减少心血管事件的发生。

糖友宜/忌

戒烟可使糖尿病患者获得远期获益，所以糖尿病患者应戒烟。

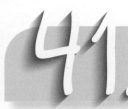

保健品≠降糖药

患者病历卡

肖婆婆，70岁，患糖尿病10余年。平时儿女不在身边，没事就喜欢在微信上看一些朋友推荐的保健知识。

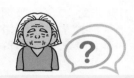

我周围得了糖尿病的朋友都在吃保健品，是绿色食品，没有添加剂，吃了都说好，医生你觉得我要不要也吃点？

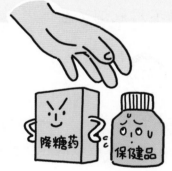

答：
合理选用具有保健功能、质量合格的保健品有助于改善身体健康状况，但糖尿病患者应当注意，保健品一般不以治疗为目的，不能混同于药品。目前市场上销售的保健品品质不一，效果不详。**患者在选用各类保健品时，建议遵照医嘱，切不可盲目选用，更不应该用保健品替代治疗药物。**

糖友宜/忌

保健品种类繁多，糖尿病患者如何选择建议遵医嘱。

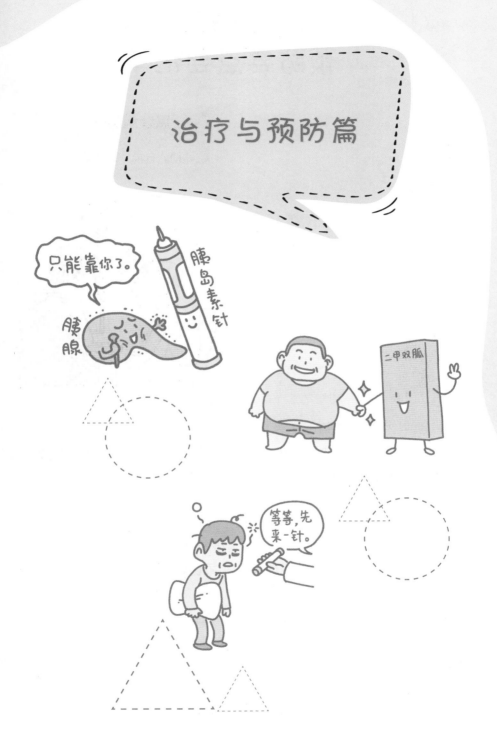

1. 家族遗传风险高，预防要点要记牢

患者病历卡

姚先生，46岁，来医院体检，目前一切正常。

> 我大哥和弟弟都有高血压、糖尿病，我弟弟死于癌症，大哥现在还有糖尿病肾病，我以后会不会和他们一样哦？我该怎么预防？

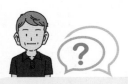

答：

家中大哥和弟弟（一级亲属）患有高血压、糖尿病，那么姚先生就是发生高血压、糖尿病的高危人群。预防要点：①**合理膳食，营养均衡。**②**控制体重，**男性标准体重（kg）= 身高（cm）–105，女性标准体重（kg）= 身高（cm）–105–2.5。男性腰围<90 cm，女性腰围<85 cm。③**适量运动，**如无运动禁忌证，每周至少运动5次，每次至少30 min中等强度的有氧运动，如快走、慢跑、打乒乓球等。④**每日盐摄入量不超过5 g，**即啤酒瓶盖装满平齐边缘（去掉塑料膜后）。⑤**戒烟、限酒。**⑥**心情愉悦。**⑦**定期进行血压、血糖检查。**

糖友宜/忌

糖尿病、高血压高危人群应重视每年的健康体检，有肿瘤家族史的应重视相应肿瘤的前期筛查。

2. 糖尿病筛查很必要

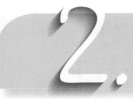

患者病历卡

林阿姨，52岁，刚确诊糖尿病。

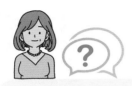

我有个邻居得了糖尿病，是因为体重明显下降去医院检查发现的，我都没有一点症状，为啥还会确诊糖尿病？

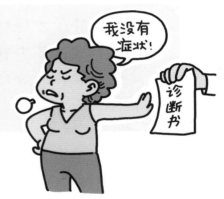

我没有症状！

诊断书

答：

糖尿病的诊断不能完全依靠症状来判断，确诊要查静脉血的血糖，而指尖血糖只作为参考，不能用来诊断糖尿病。**相当一部分糖尿病患者在血糖轻度升高的时候，没有一点症状**，或者有轻度口渴、多饮、多尿、视物模糊或者体重下降，并没有影响到其正常生活，患者不认为自己是生病了，自然不会就医。现在所有的常规体检都会检测静脉空腹血糖，甚至有些体检中心将糖化血红蛋白也作为常规体检项目，以达到对糖尿病早发现、早治疗的目的。

糖友宜/忌

定期进行体检是很有必要的哦！

3. 身材棒，饮食好，糖尿病为啥也来找？

患者病历卡

林阿姨，68岁，身高155 cm，体重45 kg，4年前诊断2型糖尿病，现口服二甲双胍缓释片及米格列醇片降糖，空腹血糖5.6～7.0 mmol/L，餐后2 h血糖7.2～9.8 mmol/L。

都说胖子才得糖尿病得嘛，我又不胖，也不爱吃甜食，为啥会得糖尿病？

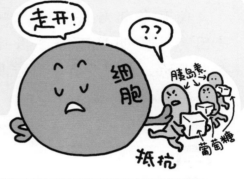

答：

肥胖是糖尿病的危险因素，但**肥胖并非糖尿病的唯一发病因素**。糖尿病常见的类型为**1型糖尿病**和**2型糖尿病**。1型糖尿病多见于青少年，是**胰岛素绝对不足**引起，该类糖尿病患者体形一般都正常或者偏瘦。2型糖尿病多见于中老年人，主要是**胰岛素抵抗或胰岛素分泌相对不足**引起，该类型糖尿病患者大部分肥胖，肥胖本身可引起胰岛素抵抗，即使体重指标正常，看起来并不胖的患者，仍可能存在内脏有过多脂肪的积聚（即隐性肥胖）。因此并不是体形看着不胖就一定不会患糖尿病。

糖友宜/忌

男性腰围超过90 cm，女性腰围超过85 cm，也就是腹型肥胖，说明内脏脂肪过多，容易发生糖尿病。

4. 糖尿病患者能不能不吃药？

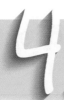

患者病历卡

毛阿姨，60岁，确诊糖尿病3个月。

医生，得了糖尿病如果不吃药会有什么后果？

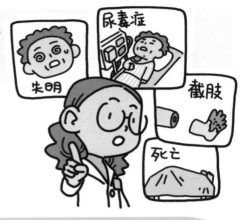

答：

糖尿病本身不可怕，可怕的是糖尿病并发症。糖尿病并发症一旦发生是不可逆转的，且治疗困难，花费较高。**严重者将导致失明、尿毒症、截肢甚至死亡**，给糖尿病患者及其家庭带来巨大的伤害。糖尿病并发症是由长期血糖控制不佳导致，因此如果通过饮食控制、运动锻炼等将血糖控制良好，可以不吃药；如果血糖控制不佳，则需在医生的指导下用药治疗，这样才能延缓或减少并发症的发生。

糖友宜/忌

一旦确诊为糖尿病，需遵医嘱合理用药、控制血糖，防止或延缓并发症的发生、发展，延长寿命。

5. 一开始不吃药就可以一直不吃药？

患者病历卡

黄先生，40岁，发现糖尿病1月余，经饮食及运动控制血糖效果不佳，空腹血糖8.5 mmol/L，餐后2 h血糖15 mmol/L，医生建议其服降糖药治疗，但患者拒绝。

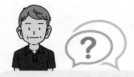

别人都说糖尿病患者一旦吃药，就要终生服用，一辈子都"丢不掉了"，我这么年轻，又一点不舒服的感觉都没有，**不吃药行不行**？

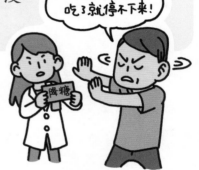

我不吃药，吃了就停不下来！

答：

不行，不吃药身体会长期处于高血糖状态，可能对身体的各器官组织，特别是心脏、血管、神经、眼睛、肾脏、足部造成**慢性损害**，导致**功能障碍**，即出现**糖尿病慢性并发症**。如果通过严格生活方式干预，血糖不能控制，必须加用降糖药，一旦早期不能很好地控制血糖，等过5~10年眼睛、肾脏、血管、神经就会出现不可逆的损害。

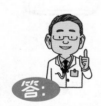

糖友**宜/忌**

看病吃药不是儿戏，不能"想当然"。

6. 某餐饭不吃能不能不吃降糖药？

患者病历卡

陈女士，50岁，患糖尿病2年多，口服二甲双胍、阿卡波糖片降血糖，空腹血糖在6.5～7.2 mmol/L，餐后2 h血糖在7.5～8.5 mmol/L。

服降糖药期间，如果一餐不吃饭，是不是这餐就不用吃降糖药？

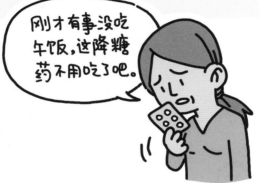

刚才有事没吃午饭，这降糖药不用吃了吧。

答：

糖尿病患者应注重饮食结构平衡，少食多餐，避免过度饥饿或过量饮食，**经常一餐饭不吃、饮食不规律，容易造成血糖紊乱。如遇特殊情况一餐饭不吃**，那控制这餐饭餐后血糖的降糖药，如阿卡波糖片、米格列醇等，**可不用服用**。

糖友宜/忌

糖尿病患者服药一定要遵医嘱，切不可随意更改。

7. 吃降糖药有不良反应就要停药吗?

患者病历卡
李叔叔，68岁，3月前确诊2型糖尿病。

吃了二甲双胍，肚子老是不舒服，有时候还拉肚子，我是不是不能吃?

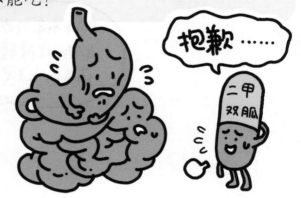

抱歉……

答:

胃肠道反应是二甲双胍常见的不良反应，如果服药后出现胃肠道反应，不要着急停药，应当先遵医嘱**减量**，从小剂量开始餐后服用二甲双胍，以减少不良反应。

糖友宜/忌

二甲双胍是治疗2型糖尿病的一线用药，用药有不良反应要遵医嘱调节。

8. 吃了降糖药，会不会"不行"？

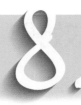

患者病历卡

庞先生，32岁，确诊2型糖尿病8个月。

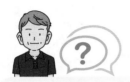

天天吃降糖药（格列美脲、二甲双胍等）会不会引起性功能障碍？

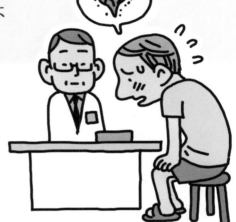

答：

糖尿病是一种进展性的疾病，血糖高了，时间长了，会引起多种**并发症**，性功能障碍也是其中的一种，而服药可以控制血糖，延缓并发症的发生，是对身体有好处的。

糖友宜/忌

性功能障碍可能和糖尿病有关，和治疗药物无明显因果关系。

9. 不换药，会不会效果越来越差？

患者病历卡

张阿姨，56岁，2年前诊断为糖尿病，一直口服二甲双胍和格列齐特缓释片，每周监测空腹和餐后2 h血糖，血糖控制良好，糖化血红蛋白<6.5%。

医生，我用这两种药2年了，是不是该换换药了，要不一种降糖药用久了不得耐药吗？

控制得很好，不需要换药。

答:

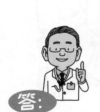

张阿姨血糖控制得不错，也没有低血糖反应，可以继续采用目前的血糖控制方案，不需要换药。**降糖药不是抗生素，不存在耐药的问题**。定期监测血糖，根据血糖水平调整降糖药剂量就行。

糖友宜/忌

把血糖控制到合理的范围内是糖尿病管理的重要目标，达到目标值时不需要更换降糖药。

10. 血糖控制不好就是耐药了?

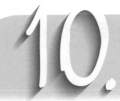

患者病历卡

邓先生，66岁，患糖尿病3年多，一直口服二甲双胍治疗，血糖控制不错。

医生，我近1个月血糖有点控制不住了，空腹血糖8～10 mmol/L，是不是产生耐药性了?

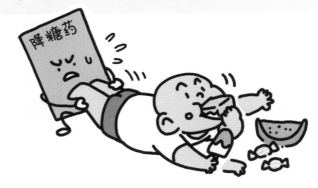

答:

糖尿病是一种进展性的疾病，当出现一直用药而血糖控制不好的情况，应当先看看**饮食习惯和运动方式有无发生改变**。如果生活方式没有变化，血糖还是升高，可以在使用二甲双胍的基础上加用其他降糖药。

糖友宜/忌

血糖控制不佳时应及时就医，找出血糖控制不佳的原因，对症、对因用药可稳步降糖。

11. 不吃降糖药血糖也不升高，可以停药了？

患者病历卡

冯女士，58岁，2年前确诊原发性高血压、2型糖尿病。目前规律服药，血压、血糖控制效果满意，血压（120~130）/（65~80）mmHg*，空腹血糖5.0~6.5 mmol/L，餐后2 h血糖6~8 mmol/L。

我两天前就没吃降糖药了，这两天测血压、血糖都没有明显变化。我是不是可以减少吃药或者停药了？

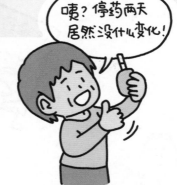

唉？停药两天居然没什么变化！

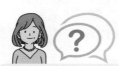

答：

部分糖尿病患者规律服药，血糖达标，胰岛功能恢复正常，可在医生评估后停用降糖药，这种现象称为糖尿病"缓解"，但即使停药，也须定期到医院随诊。

糖友宜/忌

糖尿病患者按时规律服药治疗，糖尿病"缓解"不是梦！

---

* 1 mmHg ≈ 0.133 kPa。

12.

凭什么又要打针，又要吃药？

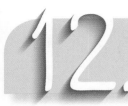

医生，为什么有些人血糖高只是控制饮食和规律运动一段时间后血糖就正常了，而我又要吃降糖药，又要打胰岛素，血糖还是控制不好呢？

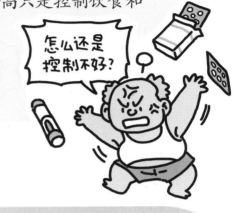

怎么还是控制不好？

答：

虽然都是糖尿病，但是每位糖尿病患者胰岛分泌功能受损的程度和胰岛素抵抗的程度是完全不同的。**一些初诊的糖尿病患者胰岛分泌功能只是轻度受损，完全可以通过生活方式干预控制血糖，**而像李大爷这样病程久、病情相对较重的糖尿病患者，就可能需要几种药物多管齐下，还得配合生活方式干预，来逐步控制血糖了。

糖友宜/忌

降糖方案应该个体化。

13. 吃药还是打针，胰岛是"判官"

患者病历卡

秦阿姨，66岁，3月前确诊2型糖尿病。

医生，我这患的2型糖尿病，到底是**吃药好还是打针好**呢？

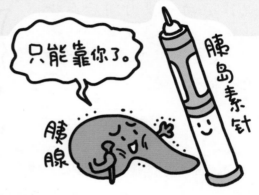

只能靠你了。

胰腺

胰岛素针

答：

吃药还是打针**取决于疾病所处阶段**。如果胰岛功能很差（胰岛素分泌严重不足），那么就需要通过打针补充胰岛素；如果胰岛还有一定的分泌能力，合并胰岛素抵抗（胰岛素相对不足），那可以首选口服降糖药控制血糖。对于合并急性重病、肝肾功能不全、糖尿病严重慢性并发症的患者或者孕妇等，不适合口服降糖药，就必须选择皮下注射胰岛素控制血糖。

糖友宜/忌

2型糖尿病患者，是吃药还是打针，务必遵医嘱。

14. 吃药后屁多太尴尬，改善形象有办法

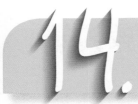

医生，我吃了阿卡波糖片，感觉肚子一天都胀鼓鼓的，屁多得很，咋个办呢？

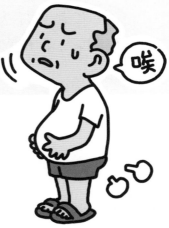

噗

答：

阿卡波糖为 α−葡萄糖苷酶抑制剂，这种药物最常见的不良反应为胃肠道反应，如腹胀、肛门排气增多等。邱大爷这是属于**药物的不良反应**，不用着急，调整一下用药方案，**减少用量**可以减少不良反应，试着从小剂量开始，进餐时**将阿卡波糖片与第一口饭一起嚼服**，适应后再逐渐加量。

糖友宜/忌

服用阿卡波糖会出现胃肠道反应，从小剂量开始服用，逐渐加量可减轻症状。

15. 二甲双胍加量导致头晕、无力，怎么办？

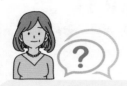

患者病历卡

李女士，57岁，3年前确诊2型糖尿病，既往服用二甲双胍治疗。近期空腹血糖为8.0～9.0 mmol/L，未达标，医生加大了二甲双胍剂量为每天2 g。

我最近老觉得头晕、浑身无力，是不是和加大了二甲双胍剂量有关？

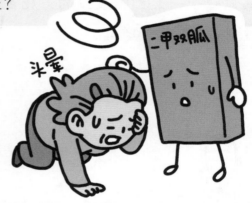

答：

患者在使用二甲双胍基础量治疗后血糖控制不佳，所以加量至每天2 g，这个剂量是控制血糖的最佳剂量。患者在二甲双胍加量后出现的头晕、乏力可能为**剂量增加出现的不耐受症状**。患者可以在医生指导下采用逐渐加量的方式来适应，如先加至每天1.5 g，适应1～2周再增加至每天2 g。

糖友宜/忌

服药过程中需监测血糖，如出现不适，及时就医。

16. 有慢性胃炎，不能用二甲双胍？

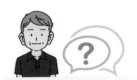

我有慢性胃炎病史，听说二甲双胍吃了对胃不好，那我可以使用二甲双胍治疗吗？

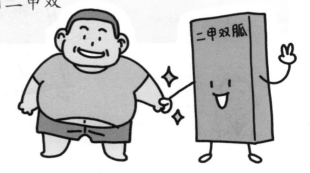

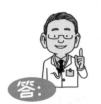

答：

　　慢性胃炎不是使用二甲双胍的绝对禁忌证，一般情况下，可以服用二甲双胍，如用药过程中出现严重的胃肠不适症状，可换用其他降糖药。二甲双胍是目前2型糖尿病患者的一线降糖药，对于无禁忌证且能耐受者，二甲双胍应贯穿治疗全程。二甲双胍最常见的不良反应为胃肠道反应，如恶心、呕吐、腹痛、腹泻和食欲不振，大多数患者可以自行缓解。

糖友宜/忌

　　为了避免服用二甲双胍后产生胃肠不良反应，可选择缓释剂，遵医嘱从小剂量开始餐后吞服，并缓慢增加剂量。

17. 二甲双胍伤肝肾？

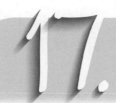

患者病历卡

徐大爷，66岁，身高155 cm，体重66 kg，BMI 27.47 kg/m²。2周前诊断2型糖尿病，医生开具二甲双胍进行降糖治疗。

我的朋友都给我说二甲双胍伤肝肾，不能吃，医生，是这样的吗？

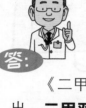

答： 《二甲双胍临床应用专家共识（2023年版）》中明确指出：**二甲双胍不经过肝脏代谢，几乎不增加肝功能损害风险，并且对改善脂肪肝有益，**但是肝功能严重受损会明显限制乳酸的清除能力，建议血清转氨酶超过3倍正常上限或有严重肝功能不全的患者避免使用二甲双胍。该共识同时指出，二甲双胍本身不会对肾功能有影响，但临床存在仅根据蛋白尿的出现就停用二甲双胍的使用误区，二甲双胍的剂量应根据肾小球滤过率进行调整，当肾小球滤过率＜45 mL/（min·1.73 m²）时，禁用二甲双胍。

糖友宜/忌

看病、吃药切忌道听途说，要在医生的指导下进行。

知识链接

双胍类药物禁忌证

禁用于肾功能不全或肾小球滤过率＜45 mL /（min·1.73 m²）、肝功能不全、严重感染、缺氧或接受大手术的患者。正在服用二甲双胍者当肾小球滤过率在 45 ~ 59 mL/（min·1.73 m²）时不需停用，可以适当减量继续使用。

做造影检查需使用碘化造影剂时，应暂停使用二甲双胍，在检查完至少 48 h 且复查肾功能无恶化后可继续用药。

长期使用二甲双胍者可每年测定一次血清维生素 B_{12} 水平，如缺乏应适当补充维生素 B_{12}。

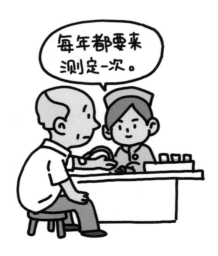

18. 进口二甲双胍比国产的副作用小、疗效好？

患者病历卡

肖女士，58岁，患2型糖尿病5年。

进口的二甲双胍是不是比国产的副作用小、疗效好？

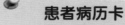

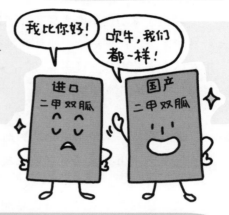

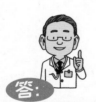

答：

　　进口的二甲双胍和国产的二甲双胍在药理上是一样的，疗效上没有太大的区别。 二甲双胍目前包括普通二甲双胍、二甲双胍肠溶片和二甲双胍缓释片，剂量包括0.25 g、0.5 g和0.85 g三种。临床推荐使用二甲双胍缓释片，其作用时间较长，可每日一次或者两次；从小剂量开始服用，药效与剂量密切相关，通常每天不超过2.5 g；餐后服用，消化道反应较轻。若服用小剂量二甲双胍缓释片后仍有不能耐受的消化道反应，则可改为二甲双胍肠溶片，三餐后服用。

糖友宜忌

　　不管是国产还是进口，经过一致性评价的药物，效果无明显差异，患者可以放心使用。

19. 刚确诊糖尿病就要使用胰岛素？

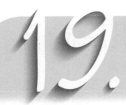

患者病历卡

张先生，43岁，身高178 cm，体重85 kg，3个月前体检测得空腹血糖为18 mmol/L、餐后2 h血糖为22 mmol/L，医生给予基础+餐时胰岛素皮下注射降糖治疗。

医生，你开错药没得啊？为啥子我才确诊糖尿病就要打胰岛素哦，不是听说要糖尿病晚期才打吗？

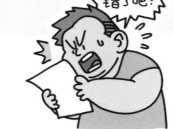

错了吧？

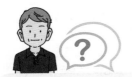

答：

放宽心，**不是让你以后一直都要打胰岛素**。你的空腹血糖和餐后血糖水平都很高，整个人体处在一个高血糖环境中，胰岛 β 细胞需要超负荷工作以分泌更多的胰岛素才能降低血糖。此时胰岛非常"疲惫"，分泌胰岛素的能力下降，如果继续使用胰岛素促泌剂如格列齐特等药物会让胰岛 β 细胞工作负荷进一步加大，"雪上加霜"。此时需使用"援兵"——**外源性胰岛素**来降低血糖，这样身体内胰岛 β 细胞就可以暂时休息一下，保存实力，养精蓄锐，以后才能更好地工作。

糖友宜/忌

在血糖水平高时使用胰岛素强化治疗可保护胰岛功能，为后续更换治疗方案做好准备。

20. 打胰岛素和口服降糖药，谁的副作用小？

患者病历卡

康阿姨，67岁，4年前确诊2型糖尿病。

医生，我打胰岛素是不是比吃降糖药副作用小呢？

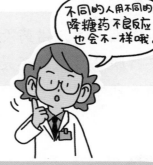

不同的人用不同的降糖药不良反应也会不一样哦。

答：

不能这样对比，**不同的人使用不同的降糖药不良反应是不一样的**，如表1所示。

表1 不同降糖药的使用方法及常见不良反应

药物种类	代表药物	使用方法	常见不良反应	体重
双胍类	二甲双胍片	口服	胃肠道反应，维生素B_{12}缺乏	减轻
α-葡萄糖苷酶抑制剂	阿卡波糖片	口服	胃肠道反应	减轻
磺脲类	格列齐特片	口服	低血糖	增加
格列奈类	瑞格列奈	口服	低血糖	增加
噻唑烷二酮类	罗格列酮	口服	心力衰竭、骨质疏松、水肿	增加
二肽基肽酶-4抑制剂	西格列汀	口服	胃肠道反应	增加
钠-葡萄糖协同转运蛋白2抑制剂	达格列净	口服	尿路感染	减轻
胰岛素类似物	甘精胰岛素	皮下注射	低血糖、注射部位感染	增加

糖友宜/忌

糖尿病患者在使用降糖药期间要定期复诊，以便医生及时调整治疗方案。

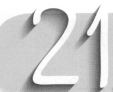

21. 血糖控制得好，可以睡前不打胰岛素，只吃降糖药?

患者病历卡

张婆婆，78岁，患糖尿病20多年，现在睡前打甘精胰岛素12 IU，白天口服二甲双胍和阿卡波糖，查空腹血糖4.7 mmol/L，没有任何不舒服，睡眠也好。

医生，我现在血糖控制得很好，能不能睡前不打胰岛素，只吃口服降糖药呢?

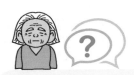

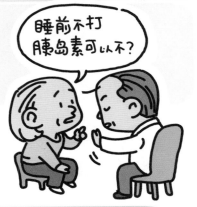

睡前不打胰岛素可以不?

答:

空腹血糖4.7 mmol/L 对于近80岁、糖尿病病程超过20年的张婆婆来说**太低了**，极可能半夜有**无症状性低血糖**发生，这是很危险的。张婆婆糖尿病病程较长，胰岛分泌功能不佳，**不能直接停睡前长效胰岛素**，可将睡前甘精胰岛素减少2~4 IU，再连续监测空腹血糖，有条件时监测睡前及凌晨2~3点血糖。

张婆婆**空腹血糖目标值**可以维持在5.5~7.0 mmol/L，睡前血糖不低于5.5 mmol/L。同时，可以检查张婆婆**空腹 C-肽水平**，评估内源性胰岛素分泌情况。如果 C-肽水平尚可，可以考虑将胰岛素换为口服降糖药。

糖友宜/忌

老年糖尿病患者血糖控制范围应适当放宽，避免出现低血糖。

22. 是不是一旦开始打胰岛素就停不下来了？

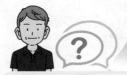

患者病历卡

倪先生，45岁，患糖尿病2年，口服降糖药治疗，平素糖化血红蛋白为6.0%~6.8%。近半年经常出差，血糖升高了，空腹血糖为8~10 mmol/L，糖化血红蛋白为7%~8.5%。医生建议睡前加用精蛋白生物合成人胰岛素（诺和灵N）皮下注射。

医生，我打了胰岛素是不是就不能停，以后都必须一直打下去了呢？

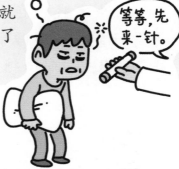

等等，先来一针。

答：

不一定哈！胰岛素是控制高血糖的重要和有效手段。倪先生比较年轻，患病时间短，使用口服药物血糖控制理想，近半年出现血糖波动，空腹血糖和糖化血红蛋白升高，考虑到应**保护胰岛功能**，缓解糖毒性，才用的胰岛素。

糖友宜/忌

胰岛功能较好的患者，在血糖较高时使用胰岛素治疗可有效保护胰岛分泌功能。

后记

倪先生使用胰岛素后非常注意饮食和运动，规律服用降糖药、使用胰岛素，并定期监测血糖。3个月后查糖化血红蛋白降为6.2%。在医生指导下，倪先生胰岛素开始减量，1个月后停止使用胰岛素，随访空腹血糖为5.2~7.0 mmol/L。

23. 不会要一直打胰岛素吧？

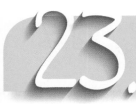

医生，胰岛素到底要打好久我才可以换成口服降糖药？

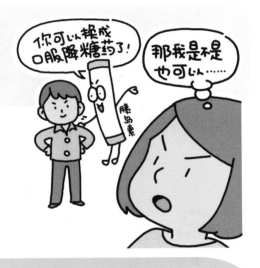

答：

药品更换需要根据每个人的情况去判断。一些年轻、病程短、胰岛功能较好的患者，使用胰岛素后血糖控制满意，可以逐渐减量，甚至停用胰岛素。对于老年、病程长、出现并发症、胰岛功能较差的患者，需要长期使用胰岛素治疗。

糖友宜/忌

使用胰岛素时应规律监测血糖，根据血糖检测结果遵医嘱调整胰岛素剂量或更换药物。

111

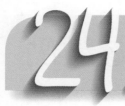

24. 空腹血糖正常了，可以不打胰岛素了？

患者病历卡

程叔叔，51岁，患糖尿病3年，使用基础胰岛素睡前皮下注射，口服降糖药治疗。

医生，我平时作息"规律"，深夜1点睡觉，早上11点起床，起床后直接吃午饭，午饭吃得多，晚上也就少吃一点，现在测空腹血糖都正常了，我是不是就可以不打胰岛素了？

不要随便丢下我啊！

胰岛素

答：

不不不，您可**不能自行停药**。

建议您早睡早起，三餐规律，同时还要监测空腹及三餐后2 h的血糖，定期进行糖化血红蛋白检查，看看过去三个月平均血糖水平的情况。医生会综合分析各种指标来调整治疗方案。

糖友宜/忌

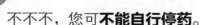

调整降糖药需在医生指导下，合理、有序地进行，不可自行停药。

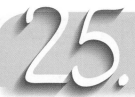

25. 胰岛素"劲大"，那就只选它？

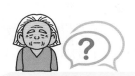

医生，听说胰岛素控血糖效果最好，我能不能一直打胰岛素呢？

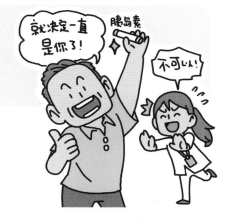

答：

不能。我们应该**根据血糖的水平、胰岛 β 细胞的功能等来选择是否用胰岛素以及用哪种胰岛素**。胰岛功能尚可的患者可以选择口服药物；胰岛有一定功能的患者，则可选择口服药物结合基础胰岛素皮下注射；胰岛功能差的患者，选择1天4次（三短一长）胰岛素注射方案或者持续皮下胰岛素输注（CSII）；1型糖尿病患者，尤其是成人晚发自身免疫性糖尿病（LADA）患者，临床上需使用胰岛素治疗。

糖友宜/忌

降糖药的选择遵循个体化原则，每个人的血糖水平和胰岛功能不同，药物选择也存在差异。

26. 口服降糖药伤肝？可以只打胰岛素吗？

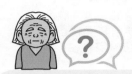

患者病历卡

曾阿姨，66岁，患糖尿病5年，使用预混胰岛素30R，14 IU 每次，一天两次皮下注射，血糖控制良好，查肝、肾功能，血、尿常规未见异常，医生建议换为口服降糖药。

医生，听说打胰岛素才不伤肝肾，我可不可以只打胰岛素，不吃降糖药啊？

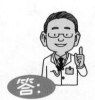

答：

遵医嘱用药，定期监测肝肾功能即可。胰岛素经皮下注射，能被人体迅速吸收以降低血糖，是治疗糖尿病最锋利的武器，但是最锋利的武器也不能一直用，还是要根据您自身的情况来定。

糖友宜/忌

糖尿病患者要遵医嘱用药哦！

知识链接

关于胰岛素的使用
我们必须知道的

①低血糖：使用胰岛素时发生低血糖的风险增加，更应重视规律饮食和运动，加强血糖监测，及时发现血糖波动，调整胰岛素剂量。

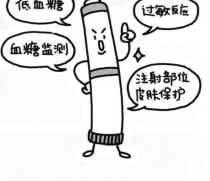

②过敏反应：胰岛素为蛋白质制品，部分患者会出现过敏反应。

③血糖监测：使用预混胰岛素每天注射2次，血糖达标前应监测空腹和晚餐前血糖，每周3天，每2周复诊一次，复诊前一天加测5个时间点的血糖，即空腹、三餐后2 h和睡前血糖。血糖达标后每周监测3次血糖，即空腹、晚餐前、晚餐后2 h。每月复诊一次，复诊前加测5个时间点血糖。

④注射部位皮肤保护：注射胰岛素是有创治疗方式，若长期使用应重视注射部位皮肤的保护，注射时重视消毒。每次注射要更换位置，及时更换针头。

27. 血糖控制不好，就直接用胰岛素？

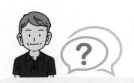

医生，我血糖控制得不平稳，要不直接给我开胰岛素用？

来点胰岛素！

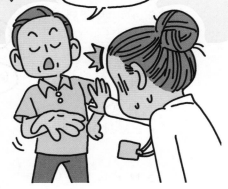

答：

胰岛素不能盲目地使用。首先，血糖控制不平稳要查找原因，比如是没有按时服药，还是生活作息、饮食等不规律，或者是没有保持适当的运动等。如是上述原因，则需要加以规范并监测血糖。如果确实控制不理想，根据病情可以在医生指导下调整治疗方案。

糖友宜/忌

胰岛素的使用是有适应证的，要在医生指导下使用。

28. 血糖实在控制不住了就打胰岛素？

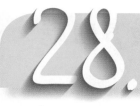

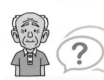

患者病历卡

林大爷，72岁，5年前确诊2型糖尿病。

医生，都说血糖实在控制不住了才打胰岛素，是这样吗？

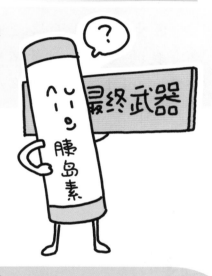

答：

胰岛素并不是治疗糖尿病的最终武器，可在以下情况中遵医嘱使用：①1型糖尿病患者；②新发2型糖尿病患者伴高血糖状态，或者合并酮症或酮症酸中毒；③难以鉴别分型的糖尿病；④2型糖尿病患者经饮食控制和药物治疗血糖仍未达标；⑤糖尿病病程中出现无明显诱因的体重下降。

糖友宜/忌

胰岛素是控制血糖的一种有效药物，医生会在合适的时机使用，同时也不可滥用。

117

29. 胰岛素不断加量，血糖还不理想咋办？

患者病历卡

李先生，61岁，患糖尿病5年，目前使用胰岛素和口服降糖药治疗1年。

医生，我最近这段时间的生活和以前一样，为啥我的胰岛素剂量不断在加，空腹血糖还是在 6~9 mmol/L，我该怎么办？

来，咱们一起研究研究。

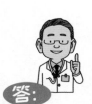

答：

李先生的理想空腹血糖水平应保持在5~7 mmol/L。由于李先生空腹血糖波动较大，**建议监测早、晚的餐前和餐后血糖，每周2~3天，并记录当天饮食、运动、睡眠情况。**带着记录结果请医生根据监测结果和生活记录分析血糖波动原因，再针对性地调整降糖药。

糖友宜/忌

调整胰岛素剂量时患者需配合医生，提供一切所需的信息，以便医生在保证安全的前提下加减胰岛素注射剂量。

30. 打胰岛素的患者病情更重？

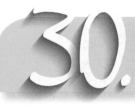

患者病历卡

陈叔叔，64岁，患2型糖尿病6年。

打胰岛素的糖尿病患者的病情是不是比吃降糖药治疗的更重？

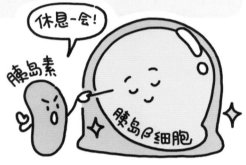

答：

这种说法是不准确的。 糖尿病的长期管理是在控制血糖的基础上预防并发症的发生。部分初发糖尿病患者血糖较高，需使用胰岛素降低血糖以改善高糖状态，让胰岛 β 细胞得到充分的"休息"，保护胰岛功能，此过程持续1~3个月。待高糖状态缓解后根据患者胰岛功能情况，可调整降糖方案，若患者胰岛功能改善，可逐渐减少胰岛素用量，逐渐改用口服药治疗。

糖友宜/忌

不能用治疗方法评估糖尿病病情的轻重哦！

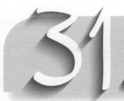

31. 胰岛素用量越来越大，是不是胰岛不行了？

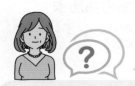

医生，有些糖尿病患者胰岛素的量越打越多，血糖控制越来越差，胰岛素还不能停，他们是不是胰岛功能就很差了？

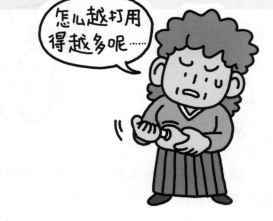

怎么越打用得越多呢……

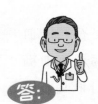

答：

不全是。首先要**找出增加胰岛素剂量的原因**，没有控制好饮食、没有适当地运动，或者没有按时吃药等都可能导致血糖控制欠佳；其次要进行胰岛功能的相关检查，最后确定原因才能对症治疗。

糖友宜/忌

血糖控制不佳一定要及时就医找出具体原因。

32. 使用胰岛素因素多，年龄只是其中一个

患者病历卡

陈先生，48岁，患糖尿病5年，目前口服三种降糖药，空腹血糖12.4 mmol/L，糖化血红蛋白9.6%，医生建议加用胰岛素。

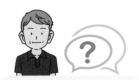

医生，我还那么年轻就要用胰岛素吗？一旦开始使用胰岛素，是不是就停不下来了？

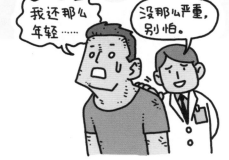

我还那么年轻……

没那么严重，别怕。

答：

是否使用胰岛素以及是长期使用还是短期使用胰岛素是根据糖尿病患者的病情、年龄、内源性胰岛素分泌等具体情况决定的。现在陈先生空腹血糖大于10 mmol/L，糖化血红蛋白也明显升高，应尽早开始使用胰岛素治疗。可以睡前加用中效胰岛素（NPH）或者甘精胰岛素、地特胰岛素这种长效胰岛素。当然，高血糖控制后，可以根据胰岛素剂量及陈先生内源性胰岛素分泌情况，确定是否停用胰岛素。

糖友宜/忌

根据血糖水平进行药物调整是正常的，对身体没有影响。

33. 感冒发烧，要调整胰岛素剂量吗？

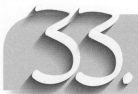

患者病历卡
李大爷，72岁，患糖尿病12年。

医生，前两天我感冒了，还发烧，听说有炎症的时候血糖就控制不好，我就把胰岛素（预混30R）早晨和晚上各增加了两个单位，这样做对不对？

> 我觉得……应该再来点儿！

答：

感冒发烧可导致血糖升高，同时生病时患者进食和活动量都可能减少，这些都可能导致血糖波动。因此，应严密监测空腹和三餐后2 h血糖，甚至有时还需要加测睡前和凌晨2~3点血糖，**根据血糖水平在医生指导下调整胰岛素剂量**，而不是随意地自行增减胰岛素的剂量，以免发生血糖过低或者过高。如果血糖波动大，特别是出现低血糖或者血糖太高时，应该立即到医院就诊。

糖友宜/忌

调整降糖药尤其是胰岛素，需要在医生指导下进行！

34. "二手"胰岛素能用吗？

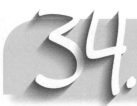

患者病历卡

刘女士，49岁，患糖尿病10多年，一直睡前皮下注射胰岛素+口服降糖药控制血糖，平时血糖控制不错。

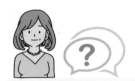

我的一位朋友也得了糖尿病，前段时间停了胰岛素，改为口服降糖药了，她打算把自己没用完的胰岛素送给我用，能行不？

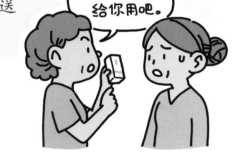

用剩的，给你用吧。

答：

这种情况下要根据刘女士的朋友用的胰岛素类型来定。根据来源和化学结构的不同，胰岛素可分为动物胰岛素、人胰岛素和胰岛素类似物。根据作用特点和起效时间的差异，可分为超短效胰岛素、短效胰岛素、中效胰岛素、长效胰岛素、长效胰岛素类似物、预混胰岛素和预混胰岛素类似物。**不同胰岛素的化学结构、起效时间和药峰时间存在差异，在替换药物时剂量计算方法也不相同，切忌擅自更改用药。**

糖友宜/忌

糖尿病患者若自行盲目替换用药可能会出现血糖波动较大或发生低血糖，严重者危及生命。

35. 打胰岛素后发生低血糖，你需要这样做！

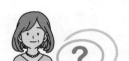

患者病历卡

林阿姨，62 岁，患糖尿病 3 年，餐前 30 min 使用精蛋白锌重组人胰岛素混合注射液 14 IU 皮下注射治疗，早晚各一次。

医生，这个胰岛素打了要半个小时之后才能吃饭，今天我都低血糖了，好烦哦，怎么办嘛？

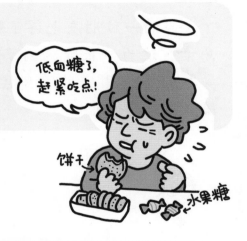

低血糖了，赶紧吃点！

饼干

水果糖

答：

打了胰岛素后发生低血糖应立即进食（首选水果糖、饼干或淀粉类食物），待症状缓解后至医院就诊。林阿姨使用的是预混人胰岛素，在餐前 30 min 皮下注射，使用时应监测空腹和晚餐前血糖，根据空腹血糖和晚餐前血糖分别调整早餐前和晚餐前胰岛素剂量。

糖友宜/忌

糖尿病患者打了胰岛素后出现餐前低血糖，若没有饮食、运动的变化，建议告知医生出现低血糖的时间，在医生指导下调整胰岛素用量，调整剂量后增加监测血糖次数。

36. 打胰岛素会导致长胖？

患者病历卡

张女士，42岁，3年前确诊2型糖尿病。

我怎么打了胰岛素以后越来越胖啊？

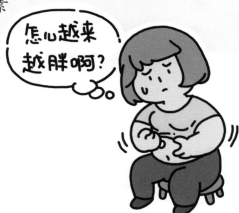

怎么越来越胖啊？

答：

胰岛素注射后体重增加与水钠潴留和蛋白质、脂肪合成有关。在使用胰岛素时我们可以根据病情联合应用可降低体重的药物，如双胍类。同时控制饮食，加强运动，监测血糖，在不出现低血糖的前提下正确使用胰岛素，维持正常体重。

糖友宜/忌

使用胰岛素导致体重增加的患者可以通过合理搭配药物、加强运动等方式维持正常体重。

125

37. 注射胰岛素之后，腿肿是怎么回事？

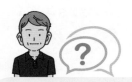

患者病历卡

曾先生，46 岁，确诊 2 型糖尿病 7 年。

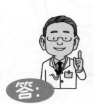

医生，2 周前我开始皮下注射胰岛素，但是最近我两条腿"肿泡泡"（水肿）的，是不是我的病情加重了，肾脏出毛病了？

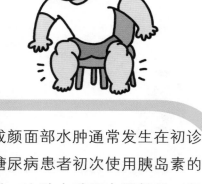

腿怎么肿了？

答：

注射胰岛素后出现双下肢或颜面部水肿通常发生在初诊糖尿病或者严重慢性高血糖的糖尿病患者初次使用胰岛素的第一个月，特别是第一周。通常，这种水肿是自限性的，能逐渐自行好转。对于糖尿病患者，**特别是老年糖尿病患者，如果出现水肿，一定要排除因心脏、肾脏、肝脏等疾病引起的水肿，故建议及时就医。**

糖友宜/忌

使用降糖药后出现不良反应应及时就医，查找原因，对症治疗。

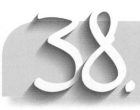

38. 打胰岛素会上瘾?

患者病历卡

刘先生,48岁,3年前确诊糖尿病,6个月前开始使用胰岛素降糖。

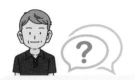

医生,我听说打胰岛素会上瘾,我可不可以不打呢?

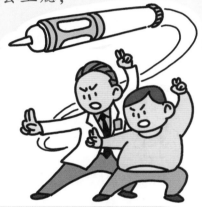

答:

胰岛素不是毒品,没有上瘾的说法! 指南推荐使用胰岛素的时机:①1型糖尿病患者;②新发2型糖尿病患者伴高血糖状态,或者合并酮症或酮症酸中毒;③难以鉴别分型的糖尿病;④2型糖尿病经饮食控制和药物治疗血糖仍未达标;⑤糖尿病病程中出现无明显诱因的体重下降。医生会根据患者的病情适时地使用胰岛素,患者和医生相互配合,才能更好地控制血糖。

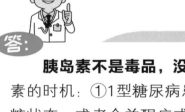

糖友宜/忌

胰岛素是一种有效的降糖药,不会形成药物依赖。

127

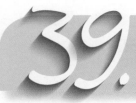

39. 打胰岛素要注意这些

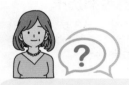

医生，我打胰岛素需要注意哪些呢？

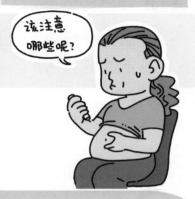

该注意哪些呢？

答：

以胰岛素笔为例，打胰岛素需要注意以下内容。

注射前准备：正确安装胰岛素笔芯、胰岛素针头，准备消毒棉片或酒精，洗净双手。

注射方法：①选择部位。脐周4～5 cm或大腿外侧，选无硬结、无损伤、无感染部位。②消毒。用消毒棉片或酒精对注射部位进行消毒。③注射。胰岛素笔调零，安装针头，调刻度至"2"，针头竖直向上，按压笔末端，排出空气。调整刻度至注射单位，针头垂直刺入已消毒部位，缓慢推药，推药后停留10秒，拔出针头。

注射后：观察有无液体流出，按压针孔10～20秒观察有无出血。拔下针头丢弃，盖上胰岛素笔帽，放置阴凉处保存。

糖友宜/忌

正确皮下注射胰岛素是控制血糖的关键一环。

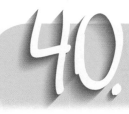

40. 胰岛素针头多久换一次？

患者病历卡

张阿姨，71岁，7年前确诊糖尿病，2个月前开始使用胰岛素降糖。

医生，我打胰岛素用的针头多久换一次呢？

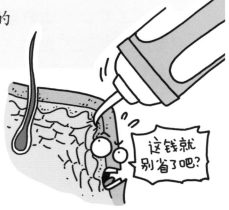

这钱就别省了吧？

答：

　　胰岛素针头是一次性的，用完即应丢弃。有的患者因为经济条件有限，会重复使用胰岛素针头。针头使用后肉眼看没有变化，但放大后会发现针尖有弯曲。有弯曲的针尖如同一个"倒钩"，再次注射至皮下拔出针头时可能会"随身携带"出少量的皮下组织，造成注射部位损伤。长此以往，**注射部位会出现硬结、红肿、胰岛素吸收不良，引起血糖波动**。因此，不建议患者重复使用胰岛素针头。

糖友宜/忌

　　使用过的针头不是无菌的，容易造成感染，不建议重复用。

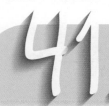

41. 胰岛素保质时间长，外出旅游不烦恼

患者病历卡

沈大爷，66岁，患糖尿病3年，长期使用胰岛素降糖治疗，空腹血糖6.0～7.5 mmol/L，餐后2 h血糖7～10 mmol/L。

我最近有出去旅游的打算，外出旅游时打胰岛素不方便，我能不能改成口服药物呢？

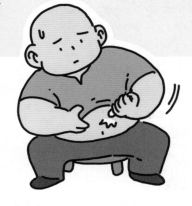

答：

外出旅游时，**不需要把胰岛素调整为口服药**。只要不是去气温太低或者太高的地方，开封使用的胰岛素在常温下可以保存28天，沈大爷血糖平稳，可以继续按照现在的降糖方案治疗。

糖友宜/忌

糖尿病患者出游时要按时进餐，注意休息，随身携带食物，在不能按时吃饭时补充能量，避免低血糖。

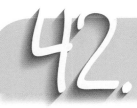

42. 胰岛素保存有方法

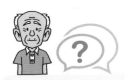

📌 **患者病历卡**

李叔叔，71岁，患2型
糖尿病8年。

胰岛素都必须放进冰箱冷藏吗？

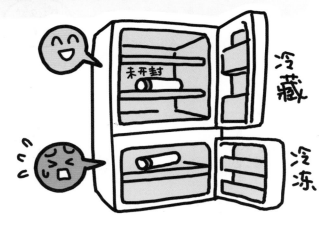

答:

开封的胰岛素在常温阴凉条件下可保存28天，不需要冷藏。未开封的胰岛素需要在2~8℃低温环境下冷藏保存，切记不能冷冻。

糖友宜/忌

开封的胰岛素常温阴凉保存，未开封的冷藏保存。

131

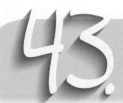

43. 中午才起床，怎么打胰岛素？

患者病历卡

万叔叔，69岁，患糖尿病12年，使用预混胰岛素皮下注射，每日两次。

我最近半个月失眠有点严重，上午11点才起床，胰岛素怎么打呢？

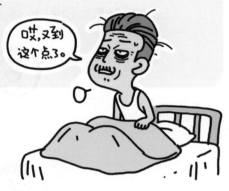

哎，又到这个点了。

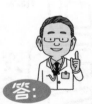

答：

　　这个情况需要**增加血糖监测次数**，及时了解血糖情况，并在医生指导下根据血糖情况调整胰岛素用量及注射时间。老年人睡眠障碍发生率较高，为21%～81%，影响老年人生活质量。慢性病如高血压、糖尿病等对睡眠也有较大影响，睡眠质量差又会出现血压、血糖的波动。应准确、及时查找导致失眠的原因，若午觉时间过长可缩短午睡时间或取消午睡；若情绪波动导致暂时性失眠可先调整情绪，保持心情舒畅；若入睡困难，可遵医嘱使用帮助睡眠的药物，缓解睡眠障碍。

糖友宜/忌

　　糖尿病患者出现睡眠障碍建议立即就医。

44. 治疗、工作、生活三平衡? 能做到!

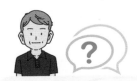

患者病历卡

姚先生，32岁，患糖尿病2年，睡前皮下注射胰岛素和口服降糖药。

医生，我这么年轻，要上班，要应酬，饭都不能正常吃，打胰岛素也确实不方便，有没有解决办法呀?

答:

糖尿病患者是可以正常吃饭的，只是建议改吃饭顺序为素菜—蛋白质—主食，同时要戒烟、限酒、规律运动。姚先生使用的是基础胰岛素，目前只用在睡前注射，所以不影响正常生活。在控制饮食和规律运动的基础上，**如果血糖控制得好，可根据胰岛功能情况减少胰岛素用量，甚至停用胰岛素，改为仅口服降糖药。**

糖友宜/忌

戒烟、限酒、规律运动很重要!

45. 胰岛素不是放纵饮食的"挡箭牌"

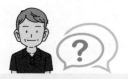

患者病历卡
薛先生，57岁，患2型糖尿病8年。

医生，我打胰岛素，是不是可以随便吃东西？反正吃多了就多打一点胰岛素嘛。

> 我可以随便吃东西了！

答：

　　不可以哦！2型糖尿病的主要发病机制是胰岛素抵抗和胰岛素分泌减少（或相对减少）。胰岛素制剂的起效时间是最大限度地模拟生理性胰岛素分泌时相，但仍有差异。**过多使用外源性胰岛素会加重胰岛素抵抗**，所以有些患者的胰岛素用量较大时降糖效果反而并不明显。糖尿病患者控制血糖的方法包括合理膳食、规律运动、药物治疗、血糖监测等，每一项都很重要。在合理膳食和规律运动时如果血糖控制仍不能达标可考虑胰岛素治疗，这是一种治疗方法，而不是放纵饮食的"挡箭牌"。

糖友宜/忌

　　使用胰岛素要遵医嘱注射，不可随意调整剂量。

46. 糖友怀孕不必慌，多个科室齐护航

患者病历卡

张女士，31岁，5年前诊断1型糖尿病，现在三餐前皮下注射生物合成人胰岛素注射液8～10 IU，睡前皮下注射精蛋白生物合成人胰岛素注射液9 IU。平时空腹血糖为5～8 mmol/L，餐后2 h血糖为6～11 mmol/L。

我平时如果饮食、运动不注意，血糖波动就会较大。我今年结婚了，那能不能要小孩啊？

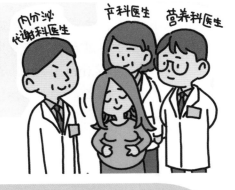

答：

得了糖尿病是可以怀孕的。20世纪70年代，医生仍然建议糖尿病患者最好不怀孕，因为糖尿病患者怀孕可能出现视网膜病变、肾病、高血压、无症状性低血糖、巨大胎儿、死产、自然流产、胎儿先天畸形等，胎儿出生后发生低血糖的风险也明显增加。现在随着对妊娠合并糖尿病的病理生理学认识的提高，以及控制妊娠期血糖的技术和方法的改进，母婴的健康保障及生存率达到与非糖尿病人群的同等水平。因此在内分泌代谢科医生、产科医生、营养科医生的共同帮助下，糖尿病患者是可以怀孕的！

糖友宜/忌

糖尿病患者怀孕前应提前3～6月到内分泌代谢科和产科优生优育门诊做好孕前评估及准备。

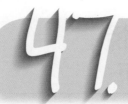

47. 暴躁引起的血糖飙升怎么处理？

患者病历卡

王阿姨，68岁，21年前诊断2型糖尿病、原发性高血压，每天按时服用降糖药和降压药，血糖、血压一直控制得不错。

我最近血糖波动比较大，特别是情绪不稳定、生气时血糖波动更明显，我自己测的空腹血糖为7～10 mmol/L，随机血糖为17 mmol/L，是不是需要换成胰岛素才能把血糖控制好呢？

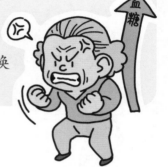

答：

这种情况需要**综合评估**一下，如果患者自身胰岛素水平很低，提示其内源性胰岛素分泌严重不足，则需要皮下注射胰岛素。如果糖化血红蛋白＞9%，为了减少高血糖对胰岛β细胞的毒性作用，可以先皮下注射胰岛素，待血糖控制后再评估胰岛分泌功能，从而确定是否需要继续皮下注射胰岛素控制血糖。

情绪是影响血糖水平的重要原因，例如精神压力过大、过度紧张、悲伤、愤怒等情绪异常都会导致血糖升高。**如出现情绪障碍，可以咨询心理医生，通过行为或药物治疗**后血糖水平通常能有效控制。

糖友宜/忌

糖尿病患者应调理好自己的心态，这有利于血糖的管控。

136

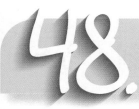

48. 独居务必警惕低血糖

患者病历卡

张婆婆，72岁，独居，曾经因为低血糖被救护车送至急诊室抢救。

我一个人住，我好怕自己万一发生低血糖，又没来得及打"120"，可能就没有命在了，我应该怎么预防呢？

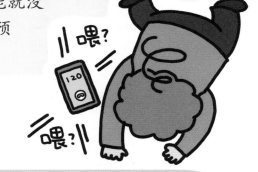

喂？

喂？

答:

糖尿病患者只要血糖 < 3.9 mmol/L 就属低血糖范畴。一旦发现血糖 < 3.9 mmol/L，需要立即补充葡萄糖或含糖食物。预防低血糖最重要的是**饮食、活动时间和量相对固定，规律使用降糖药，并每周至少2天监测空腹、三餐后2 h及睡前血糖，如果发现血糖波动较大，应及时就诊调整血糖控制方案。**同时，外出时应**随身携带水果糖和急救卡片**。在家时，床旁也要放置水果糖。

糖友宜/忌

建议糖尿病患者随身携带急救卡片和水果糖，既可自救，又可以给周围人提示。

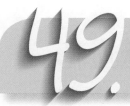

49. 想要降血糖，立刻、马上！

患者病历卡

吴先生，48岁，2年前确诊2型糖尿病，口服降糖药治疗。

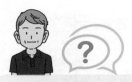

我最近工作繁忙，经常加班且很少运动，也没有监测血糖。1周前开始觉得口渴、没力气，今天早晨自测空腹血糖为13.2 mmol/L，医生，有什么办法可以快速降血糖吗？

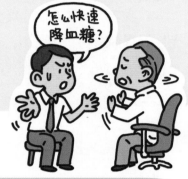

怎么快速降血糖？

答： **不建议快速降血糖。**当人体血糖过高，机体可能已适应高血糖状态，若使用胰岛素迅速将血糖降至正常水平，会出现心慌、饥饿等低血糖症状，甚至出现肢体麻木、疼痛、感觉异常等不适，严重者可能诱发心脑血管事件。有报道指出，3个月内糖化血红蛋白下降不超过2%可以降低相关不良反应的发生率。所以对于血糖水平较高的糖尿病患者，应**适宜、合理、平稳地降血糖**。

糖友宜/忌

规律服药，加强运动，监测血糖。

后记

医生和护士向吴先生详细讲解了糖尿病相关的知识，并且对其饮食、运动进行了针对性的指导，同时根据吴先生空腹、三餐后2h血糖调整了血糖控制方案，让其自行监测血糖，严防低血糖。吴先生开始控制饮食、加强运动，继续口服现有降糖药，定期监测血糖。一段时间后，吴先生复诊时空腹血糖为6～9 mmol/L，餐后2h血糖为7～10 mmol/L。

50. "高科技"根治糖尿病?

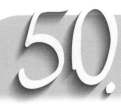

患者病历卡

吴阿姨，68岁，患糖尿病6年。

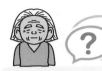

我的一个好朋友说："高电位和激光治疗"真的可以根治糖尿病，他有个朋友本来需要打胰岛素降血糖，用了那个"高科技"后现在不用胰岛素血糖都是正常的。"高电位和激光治疗"到底能不能根治糖尿病嘛？

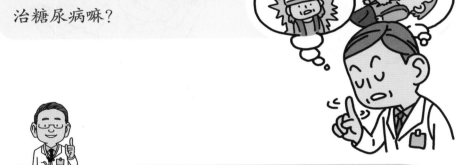

答:

根据目前的研究，**没有任何一种治疗方法可以根治糖尿病**。部分新诊断的2型糖尿病患者，通过调整生活方式、控制饮食、规律运动使胰岛功能得到部分改善，可以不使用降糖药。对糖尿病患者来说，控制饮食和运动是治疗的重点。

糖友宜/忌

不要相信号称能够根治糖尿病的方法哦。

51. 身体状态好为啥要治疗？

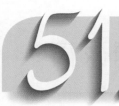

患者病历卡

耿叔叔，63岁，1年前确诊2型糖尿病，未重视，未服降糖药。

医生，虽然我得了糖尿病，但是我自我感觉身体状态很好，为啥子要治疗呢？

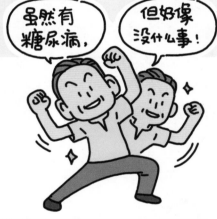

虽然有糖尿病，

但好像没什么事！

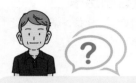

答：

糖尿病是一种**终生性慢性疾病**，有很多患者早期是没有明显症状的，体检时才发现，但是糖尿病并发症是可怕的，如糖尿病足、糖尿病肾病、糖尿病视网膜病变，会带来截肢、尿毒症、失明等严重后果。早期有效控制血糖，可**防止和延缓并发症的发生**。

糖友宜/忌

血糖升高只是指标异常，但血糖升高不管理则易出现并发症，因此即使身体状态好也要进行糖尿病综合管理。

52. 中药能完全代替降糖药?

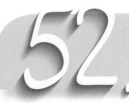

📌 **患者病历卡**

闫叔叔，67岁，患糖尿病3年。

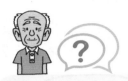

听说有的中医老专家治糖尿病效果很好，我能不能靠中药、中成药治糖尿病?

能代替降糖药吗?

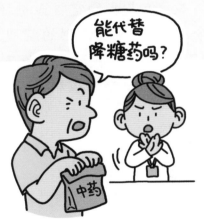

答:

现代医学无证据证明单凭中药、中成药可以有效控糖。

有些中成药里面是含有西药类的降糖药，如已知的中成药"消渴丸"其实就是中西复方制剂，里面含有磺脲类药物格列本脲，为胰岛素促泌剂，切忌盲目服用。

糖友宜/忌

糖尿病患者服用中药、中成药降糖应在医生指导下进行。

141

吃得少，血糖还控制得不好？

患者病历卡

唐阿姨，68岁，身高158 cm，体重不足50 kg，患糖尿病10多年，每天走1万多步，现在口服二甲双胍，三餐嚼服阿卡波糖片，早饭前吃一颗格列齐特缓释片。

我每天吃的东西少，药还吃得多，但是我的空腹血糖还是高，今天早晨我自己测的空腹血糖是9.7 mmol/L。我现在简直不晓得这个血糖该咋个控制了！

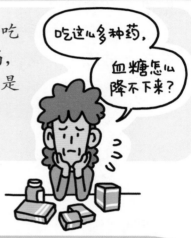

吃这么多种药，血糖怎么降不下来？

答：

唐阿姨患糖尿病10多年了，用了三种降糖药，现在空腹血糖接近10 mmol/L，说明可能胰岛素分泌不足。2型糖尿病是一种进展性的疾病，随着病程的进展，胰岛素分泌功能越来越差，血糖有逐渐升高的趋势，控制血糖的治疗强度也应随之加强，常需要**多种手段的联合治疗**。建议：①规律饮食，每日主食250 g，而不是吃得越少越好；②监测空腹及三餐后2 h血糖；③查糖化血红蛋白，如果糖化血红蛋白大于8%，建议加用胰岛素联合口服降糖药控制血糖。

糖友宜/忌

当血糖持续控制不满意时，应监测胰岛分泌功能，适时使用胰岛素降糖。

54. 减药不能随便减，平稳控制是关键

患者病历卡

唐女士，55岁，患糖尿病3年多，目前口服盐酸二甲双胍片、阿卡波糖片。

我的血糖现在控制得挺好的，空腹血糖都是在6 mmol/L 左右，餐后2 h血糖也没高过8 mmol/L，是不是可以减药呢？

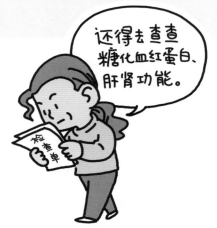

还得去查查糖化血红蛋白、肝肾功能。

答:

唐女士目前的血糖控制得不错，下一步我们应当检查一下糖化血红蛋白、肝肾功能，筛查糖尿病慢性并发症，看一下这些检查结果，**如果检查结果没有问题，可继续服药，暂时无需减药。**

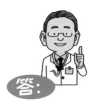

糖友宜/忌

血糖控制平稳且在理想范围内时不建议调整降糖药剂量。

143

55. 换药不能自己换，要有医生来评估

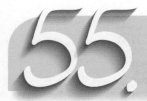

患者病历卡

李阿姨，71岁，患糖尿病11年。

我2年来一直用优泌乐50治疗，3个月前换成优泌乐25，我最近几天空腹血糖和餐后血糖都高，医生，能不能把药给我换回去？

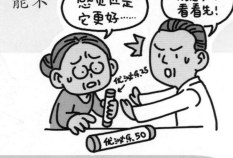

感觉还是它更好……

别急，我看看先！

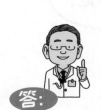

答：

首先我们要查找您这几天血糖升高的原因，例如是否与应激、饮食、运动有关，是否按时注射胰岛素，是否患有感冒、睡眠障碍等其他疾病，只有找到血糖升高的原因才能针对性地给出解决方法。建议李阿姨记录空腹及三餐后2 h血糖，同时检查糖化血红蛋白和血生化，然后在医生的指导下决定是否需要调整药物或药物剂量。

糖友宜/忌

如血糖波动需要调整降糖药时，应配合医生寻找原因，对症下药。

糖尿病患者怎么泡脚？

最近我一个人在家，没人帮我试水温，是不是我就不能泡脚了？

这水还烫不？

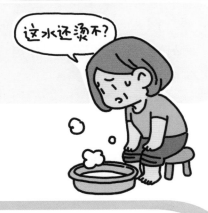

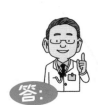

答：

当然可以泡脚。糖尿病周围神经病变是糖尿病常见的并发症之一，其中有一个症状就是**温度觉减退**。双脚是距离心脏最远的部位，糖尿病患者末梢循环不好，双脚对温度的感受、分辨能力下降，对水温感受变迟钝，很容易被烫伤。独居的糖尿病患者，可以准备一个电子水温计，泡脚的水温以不超过38℃为宜。有条件者，可以准备一个恒温足浴盆，调整好温度就可以安心泡脚了。如果这些都没有，可以用双手或肘关节皮肤试水温。

糖友宜/忌

保持脚部清洁是糖尿病患者的一个良好习惯。

57. 糖尿病足很可怕，预防要像这样做

患者病历卡

林阿姨，69岁，确诊糖尿病 6 年。

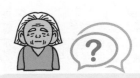

问题一：医生，大家都说糖尿病患者一定要保护好两只脚，要不脚烂了就要截肢。那到底应该咋个保护脚？

截肢？

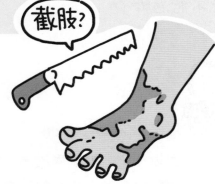

答：

　　首先，**要每天检查脚部是否有破损、胼胝、水疱和开裂**。其次，**鞋袜检查**也是很有必要的。比如鞋子尺寸是否合适、有无挤脚，鞋底是否足够厚实，走路时是否磨脚，鞋内有无异物；袜子是否是纯棉，是否柔软、吸汗，接缝是否太明显，有无硌脚，以及检查是否存在其他导致脚部损伤的潜在风险。最后，糖尿病患者应在诊断为糖尿病后至少每年筛查一次糖尿病神经病变，采用多普勒超声检查踝动脉与肱动脉收缩压的比值（ABI 检查），进行足病筛查及评估。

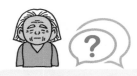

问题二：那得了糖尿病平时可不可以泡脚呢？

答：

　　得了糖尿病可以泡脚。工作忙碌一天晚上回到家，睡前用一盆热水泡泡脚既能缓解疲劳，又能养生保健，的确是一件很惬意的事情。但是，**糖尿患者千万不能"烫脚"**，也就是泡脚水的温度不能太高。这是因为糖尿患者容易合并糖尿病周围神经病变，也就是双脚感觉、温度觉减退或者缺失。一旦泡脚水温度太高，就可能导致双脚无法察觉高温而**出现烫伤**，导致脚部出现水疱、溃疡、感染。

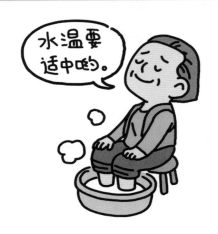

糖友宜/忌

　　糖尿病患者泡脚水水温不宜超过38 ℃。

糖尿患者泡脚四部曲

一、检查脚部是否破损。 在进行泡脚前，应该认真检查自己的脚部有无皮肤磨损、水疱和裂口，假如有，应避免泡脚，防止感染。

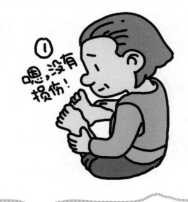

二、检查水温。 泡脚时，水的温度不应太高，37 ℃为佳。放水时注意先放热水，后放冷水，调水温时最好让家人协助或者先用肘关节试水温，避免烫伤。

三、注意时间。 在进行泡脚的时候，时长也很重要。一般20分钟左右就好。泡脚应该在饭后1小时进行。

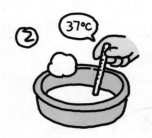

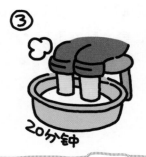

四、迅速擦干，避免意外伤。 泡完脚以后，应该迅速用柔软的纯棉毛巾擦干脚部的水，特别要擦干趾缝间皮肤。如果在泡完脚后想要修剪趾甲，不应该把趾甲修得过于短，趾甲的合适长度是：趾甲顶端与趾顶齐平或稍长一些，留出一条2 mm的白边即可，避免剪伤增加感染的可能性。

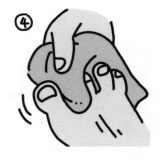

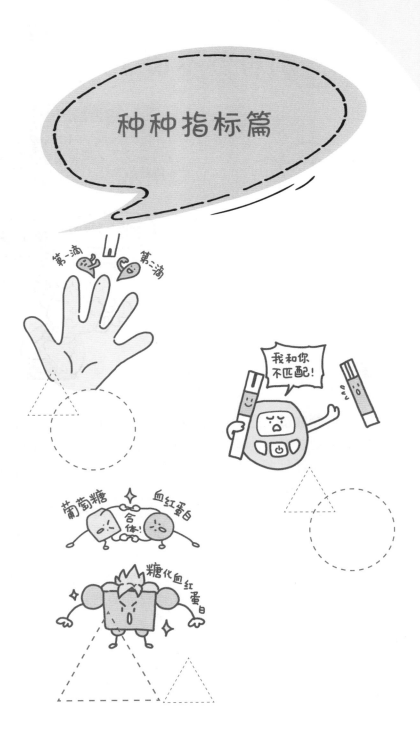

1. 空腹血糖和餐后血糖，别再分不清了！

患者病历卡

刘阿姨，71 岁，2 个月前确诊为 2 型糖尿病，口服降糖药治疗。

医生，得了糖尿病，医生喊我监测血糖，到底空腹血糖、餐后血糖是啥子？

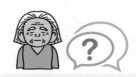

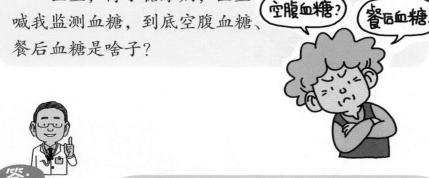

答：

所谓**空腹血糖**，是 8 ~ 10 h 未进任何食物，第二天早餐前所检测的血糖值，是糖尿病患者最常用的检测指标，它可以大致反映人体基础胰岛素的分泌功能。正常人的空腹血糖值为 3.9 ~ 6.1 mmol/L 。

餐后血糖是指正常进食后的血糖，糖尿病患者一般常监测的是餐后 2 h 血糖，是从吃第一口饭开始后 2 h 的血糖。正常人餐后 2 h 血糖小于 7.8 mmol/L 。对糖尿病患者来说，监测正常进餐、活动并且使用降糖药时的餐后 2 h 血糖，有助于评估其通过生活方式干预和降糖药治疗后的血糖控制情况。

糖友宜/忌

通常，糖尿病患者既要监测空腹血糖，亦要监测餐后 2 h 血糖。对于血糖波动较大的患者，还需要监测餐前血糖、睡前血糖和凌晨 2 ~ 3 点血糖。

2. 别因工作忙，就只测空腹血糖

患者病历卡

李先生，38 岁，6 个月前诊断 2 型糖尿病，口服降糖药治疗。

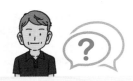

我平时工作太忙了，测餐后血糖不方便，能不能只测空腹血糖呢？

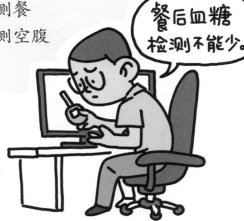

餐后血糖检测不能少。

答：

根据李先生的情况，**只测空腹血糖是不合适的**。测血糖的方式可以设定为工作日测空腹血糖，休息日测三餐后 2 h 血糖。口服降糖药的患者，如果血糖控制稳定，每周至少测 2 次空腹血糖，三餐后 2 h 血糖各测 1 次，每 3 个月查 1 次糖化血红蛋白。

糖友宜/忌

上班族可以选择工作日测空腹血糖，休息日测餐后血糖。

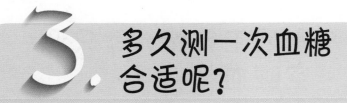

3. 多久测一次血糖合适呢？

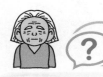

得了糖尿病一般多久查一次血糖？

我想起了就查一次，应该没关系吧？

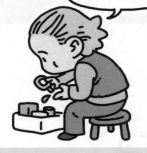

答:

　　自我血糖监测是糖尿病患者自我管理的重要环节，所有糖尿病患者均需进行自我血糖监测。例如**每天轮换进行餐前和餐后 2 h 的配对血糖监测**，能够帮助患者及时根据血糖调整饮食等生活方式，以改善血糖控制情况。

　　具体方法为：①因血糖控制非常差或病情危重而住院治疗者应每天监测 4 ～ 7 次血糖或根据治疗需要监测血糖；②采用生活方式干预控制血糖且控制满意的患者，可一周监测 1 或 2 次；③使用口服降糖药者可每周监测 2 ～ 4 次空腹或餐后 2 h 血糖；④使用胰岛素治疗者在血糖控制达标前，每天测 5 次血糖，即空腹、三餐后 2 h 及睡前血糖。

糖友宜/忌

　　糖尿病患者起始治疗时血糖监测频次较多，血糖平稳后每周监测 2 ～ 4 次空腹或餐后血糖即可，具体可咨询医生。

4. 血糖监测要规律，不可随意去减少

患者病历卡
彭叔叔，59 岁，患 2 型糖尿病 11 年。

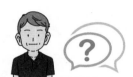

我现在血糖控制好了，扎手指头好痛哦，可不可以不查血糖了？

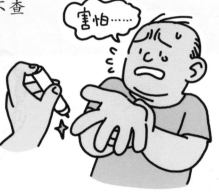

害怕……

答：

不是说血糖现在控制在目标范围内，就可以掉以轻心不监测血糖了。糖尿病相关指南建议血糖达到控制目标后也要**每周监测 1 ～ 2 次血糖**。另外测血糖时，采血针的深度是可以调节的，不扎那么深疼痛感就会减轻。

糖友宜/忌

指尖采血时从指腹侧面进针可以减轻疼痛感，推荐从此处采血。

153

5. 怎样的血糖水平才算正常？

患者病历卡

张阿姨，51 岁，今年刚确诊 2 型糖尿病，无其他合并疾病。

医生，啥子血糖水平对我来说是正常的呢？

严格的血糖控制可预防或者延缓糖尿病慢性并发症的发生。

答：

张阿姨糖尿病病程短，无其他合并症，最好能将**空腹血糖控制在 4.4 ~ 7.2 mmol/L，餐后 2 h 血糖控制在 7.8 ~ 10.0 mmol/L，糖化血红蛋白不超过 6.5%**，这种严格的血糖控制可预防或者延缓糖尿病慢性并发症的发生。

糖友宜/忌

一般情况良好的糖尿病患者，严格控制血糖可获益良多。

6. 血糖目标不一样，还得看个人具体情况

患者病历卡

贾大爷，67岁，诊断2型糖尿病3年，口服二甲双胍缓释片每次1g，1天2次。

我的**血糖控制在多少比较好**呢？

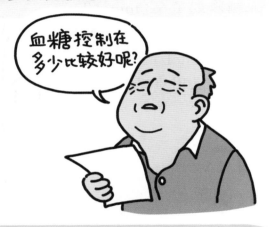

答:

随着年龄的增长，老年人生活能力下降，常存在较多合并症，发生低血糖的风险增加且对低血糖的耐受力下降。根据指南建议，结合贾大爷具体情况，推荐其**空腹血糖目标为5.0～7.0 mmol/L，三餐后2 h血糖不超过10 mmol/L，糖化血红蛋白＜7%**。

糖友宜/忌

血糖控制目标遵循个体化原则，不同患者的目标值各有不同。

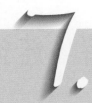

7. 降血糖别太"卷"

患者病历卡

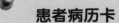
卫先生，今年 40 岁，8 年前诊断 2 型糖尿病。

我最近空腹血糖始终在 8 mmol/L 以上，医生调整了我的降糖药，空腹血糖降到了 6.3 mmol/L，但是我想把空腹血糖降到 6.0 mmol/L 以下，是不是有点困难呢？

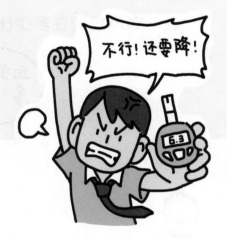

不行！还要降！

答：

通常医生会根据患者年龄、病程、低血糖风险、预期寿命、并发症或合并症等确定个体化血糖控制目标。患者年龄 40 岁，病程不长，目前无并发症和合并症证据，预期寿命长，因此，**空腹血糖的目标值在 4.4 ～ 7.0 mmol/L**。目前空腹血糖 6.3 mmol/L，在卫先生的血糖控制目标范围内，无须过度重视 6.3 mmol/L 和 6.0 mmol/L 的区别。

糖友宜/忌

血糖目标指标是个体化的，不必矫枉过正。

8. 做种植牙对血糖的要求

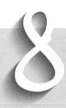

患者病历卡

钟女士，62岁，9年前诊断2型糖尿病，平素自测空腹血糖为 5 ~ 7 mmol/L，餐后 2 h 血糖为 7 ~ 9 mmol/L，糖化血红蛋白为 6.2% ~ 6.5%。

我最近牙齿掉了，准备去做种植牙，需要把血糖控制在什么水平才可以去做呢？

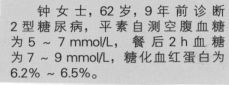

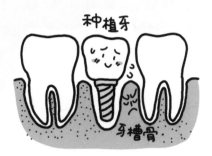

答：

目前认为糖尿病患者做种植牙存在拔牙创面愈合缓慢、种植体骨结合差、种植体周围骨吸收风险相对较高和种植体成功率相对较低等特点。

根据专家共识推荐，**目前建议 2 型糖尿病患者围手术期血糖管理的严格标准为：**空腹或者餐前血糖为 4.4 ~ 6.0 mmol/L，餐后 2 h 或者任意时间点血糖为 6 ~ 8 mmol/L。一般标准为：空腹或者餐前血糖为 6 ~ 8 mmol/L，餐后 2 h 或不能进食时任意时间点血糖为 8 ~ 10 mmol/L。对糖化血红蛋白没有要求。

糖友宜/忌

糖尿病患者做种植牙前务必详细告知医生自身糖尿病情况。

157

9. 血糖不正常但没症状，可以不用管？

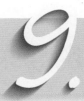

患者病历卡

张先生，55 岁，2 年前诊断 2 型糖尿病。平时自测餐后 2 h 血糖为 12 ~ 13 mmol/L。

我感觉自己身体状况还不错，没有不舒服的感觉，这个血糖水平应该还可以吧？

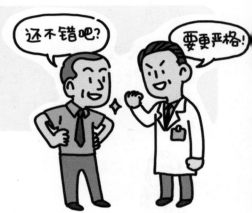

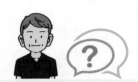

答：

张先生的餐后 2 h 血糖不达标。 根据指南推荐标准，糖尿病患者空腹血糖为 4.4 ~ 7.0 mmol/L，非空腹血糖 < 10 mmol/L，糖化血红蛋白 < 7%。对于张先生而言，中年人，病程较短，平素身体健康，预期寿命较长，无并发症，未合并心血管疾病，且无低血糖或其他不良反应，因此血糖可以控制得更加严格，糖化血红蛋白应 < 6.5% 或尽可能接近正常。

糖友宜/忌

糖尿病患者即使一般状况良好，如果餐后血糖不达标，也应尽量将其控制在目标范围，以延缓或减少糖尿病并发症发生。

10. 血糖低但没症状，需要处理吗？

我查血糖是 3.6 mmol/L，但没有头昏、心慌、出冷汗，是不是就不是低血糖？

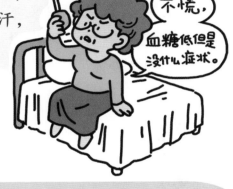

不慌，血糖低但是没什么症状。

答： **接受降糖药治疗的糖尿病患者只要血糖水平＜3.9 mmol/L 就属低血糖范畴。** 通常低血糖患者首先出现交感神经兴奋的症状，例如心慌、饥饿感、手抖等。糖尿病患者常伴有周围神经和自主神经功能障碍，影响机体对低血糖的反馈调节能力，增加了发生严重低血糖的风险，即患者未出现心慌、饥饿感、手抖等症状，就直接出现神经低糖症状，如嗜睡、谵妄、意识模糊甚至昏迷等严重低血糖表现。张婆婆查血糖为 3.6 mmol/L，即使没有头昏、心慌、出冷汗，也建议她马上复测血糖，如果血糖仍低，建议及时进食水果糖等可迅速升糖的小零食，并去看医生。

糖友宜/忌

接受降糖药治疗的糖尿病患者一旦血糖水平＜3.9 mmol/L，应及时处理，避免更严重的低血糖症状发生。

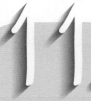

11. 不同血糖仪，没有可比性！

患者病历卡

刘爷爷，79 岁，3 年前诊断 2 型糖尿病。

我自己购买了血糖仪在家里监测血糖，但又不知道操作对不对，测得准不准，怎么办呢？

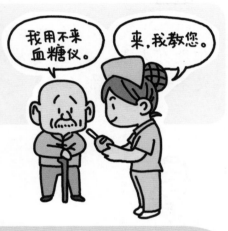

我用不来血糖仪。

来，我教您。

答：

不同血糖仪因为方法不同，没有可比性。不能说医院的血糖仪就准确，家里的血糖仪不准确。通常每台血糖仪带了校正液，可以做校正。另外，可以在采血测静脉血糖时，同时用血糖仪测指尖血糖，当血糖 < 5.5 mmol/L 时，95% 的检测结果误差应在 ±0.83 mmol/L 的范围内；当血糖 ≥ 5.5 mmol/L 时，95% 的检测结果误差应在 ±15% 的范围内。现在很多医院都有糖尿病教育护士，建议刘爷爷带着自己的血糖仪到医院请教糖尿病教育护士规范的操作流程。

糖友宜/忌

糖尿病患者自我检测血糖时应按照规范操作流程进行，以保证血糖检测结果的准确性。

160

12. 测指尖血糖时为啥不用第一滴血？

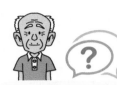

查指尖血糖的时候为什么让我把第一滴血擦去不用，要用第二滴血？

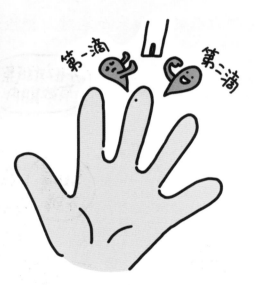

答:

因为指尖**第一滴血可能含有过量的体液或者消毒皮肤用的消毒液**（75% 酒精），会影响血糖结果，所以查血糖时第一滴血要用无菌棉签擦去，用第二滴血测血糖。

糖友宜/忌

测指尖血糖擦去第一滴血时，务必要用无菌棉签。

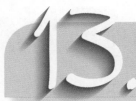

13. 测血糖影响因素多，判断是否准确有方法

问题一：我自己使用血糖仪监测指尖血糖时，测血糖的针和采血笔对血糖检测结果有没有影响？

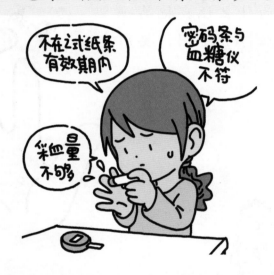

答：

　　在自我做血糖检测的时候，会有很多因素影响检测结果，比如试纸不在有效期内、试纸与血糖仪不符，或者是采血量不够等，**而采血针和笔这些工具本身不会影响血糖的结果。**建议测血糖前准备：①检查试纸和质控品贮存是否恰当。②检查试纸的有效期及密码条（如需要）是否符合。③检查质控品有效期。

问题二：我怎么判断血糖仪检测的结果是否准确呢？

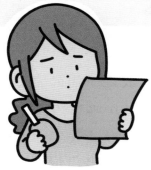

答：

判断血糖仪检测结果是否准确的简单方法是，到医院静脉采血查血浆葡萄糖时，用血糖仪测指尖血糖水平，如果两者差距在10%以内，则这个血糖仪检测相对准确，可以放心使用。要想血糖仪检测结果更准确，**可以使用血糖仪配置的校正液进行校正。**

糖友宜/忌

血糖仪使用有一定的技巧，初次使用，最好到附近医院由内分泌专科医生或者护士来指导如何正确操作。

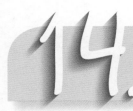

14. 血糖试纸竟也很重要?

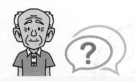

患者病历卡

程大爷，68 岁，确诊 2 型糖尿病 3 年，口服降糖药治疗。平时积极监测血糖，通常空腹血糖在 4.5 ~ 6.6 mmol/L，餐后 2 h 血糖在 6 ~ 8 mmol/L。

我最近 1 周的自测空腹血糖为 11 ~ 12 mmol/L，午餐后 2 h 血糖为 12 ~ 13 mmol/L，凌晨 3 点血糖为 15.2 mmol/L。其中一天早上空腹血糖为 12.6 mmol/L，没吃早饭就出门锻炼，30 min 后在小区门口药店测血糖为 4.6 mmol/L，我这也没有哪里不舒服，生活方式也没变,在家里测的和在药店测的血糖水平差这么多，问题出在哪里呢?

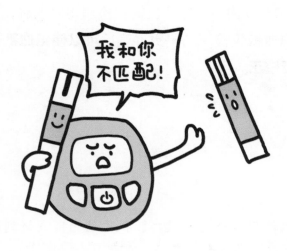

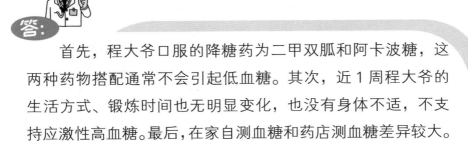

答:

　　首先，程大爷口服的降糖药为二甲双胍和阿卡波糖，这两种药物搭配通常不会引起低血糖。其次，近1周程大爷的生活方式、锻炼时间也无明显变化，也没有身体不适，不支持应激性高血糖。最后，在家自测血糖和药店测血糖差异较大。故应考虑血糖仪是否存在问题。

　　追问后发现，程大爷所用血糖仪的血糖试纸是最近更换的，之前的血糖试纸用完了，新开封了一瓶。仔细对比后发现，**原来是新开封的血糖试纸和程大爷的血糖仪不匹配**，这才导致了这场"乌龙"。

糖友宜/忌

　　监测指尖血糖时，血糖仪和血糖试纸应配套使用，否则检测结果不可靠。

15. 可以相信药店的血糖检查结果吗？

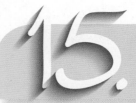

患者病历卡

刘爷爷，86岁，患糖尿病6年多。

平时就只有我和我老伴儿在家，不会自己测血糖，外面药店测的血糖可信不？

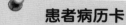

不知道药店查得准不准？

答：

只要是**使用正规的血糖仪及血糖试纸，按照正确的操作方式测血糖**，其结果都是可信的，是可以作为参考的。建议刘爷爷尽量到正规的医疗机构监测血糖。

糖友宜/忌

高龄糖尿病患者可以到附近的社区卫生服务中心或者社区卫生服务站监测血糖。

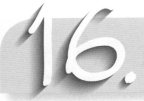

16. 打胰岛素期间，怎么测血糖？

患者病历卡

王阿姨，65 岁，10 年前确诊 2 型糖尿病，最近 2 个月血糖控制不好，开始打预混胰岛素，早晚各打 14 IU。

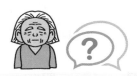

我打胰岛素的话每天应该测几次血糖，测哪个时间点的血糖？

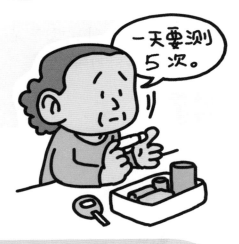

一天要测5次。

答：

王阿姨打的预混胰岛素，在**血糖达标前**每周至少测 3 次空腹血糖，早、中、晚餐后 2 h 血糖至少各测 3 次，可每 2 周去看一次医生，看医生前 1 天测 5 次血糖，分别是空腹、三餐后 2 h、睡前血糖。**血糖达标后**，即空腹或睡前血糖为 4.4 ~ 7.0 mmol/L，餐后 2 h 血糖为 8 ~ 10 mmol/L，每周测空腹、三餐后 2 h 测血糖至少各 2 次。

糖友宜/忌

看医生前 1 天要测 5 次血糖，即空腹、三餐后 2 h 和睡前血糖。

167

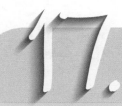

啥子是糖化血红蛋白?

患者病历卡

刘阿姨，65岁，6年前确诊2型糖尿病，平时血糖控制满意，定期复查糖化血红蛋白。

医生，到底啥子是糖化血红蛋白嘛?

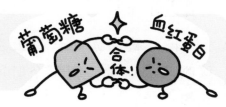

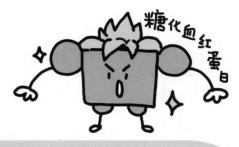

答:

　　糖化血红蛋白是评估血糖的指标，可反映近2～3个月平均血糖水平。糖化血红蛋白是血液中的葡萄糖与红细胞中血红蛋白发生不可逆的非酶促反应后结合而成，这种反应是一种不可逆反应，生成的糖化血红蛋白量与血糖浓度成正比，且保持120天左右，所以理论上这一指标可以反映这120天的平均血糖水平，但其与患者近2～3个月的平均血糖水平最为相关。

糖友宜/忌

　　糖化血红蛋白是反映血糖控制水平的重要指标之一。

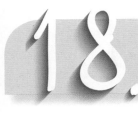

18. 糖化血红蛋白必须3个月测一次吗？

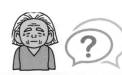

患者病历卡

刘奶奶，72岁，5年前确诊2型糖尿病，依从性很好，平时血糖控制不错，近1年糖化血红蛋白为6.2% ～ 6.5%。

问题一: 是不是每3个月必须到医院抽血查糖化血红蛋白？

答: 不是这样的。糖化血红蛋白是反映平均血糖水平的重要指标，比单一时间点的血糖值更能反映机体平均血糖水平，也是临床决定是否需要调整治疗方案的重要依据。**在糖尿病治疗初始阶段，建议每3个月检测1次，一旦达到治疗目标，血糖稳定，可每6个月复查1次。**

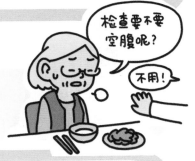

检查要不要空腹呢？

不用！

问题二: 如果只查糖化血红蛋白，需要**空腹**到医院采血吗？

答: **不需要。**糖化血红蛋白反映过去2 ～ 3个月的平均血糖水平，与抽血时间、是否空腹、使用药物种类等无关。因此查糖化血红蛋白不需要空腹，随时到医院采血都可以，非常方便。

糖友宜/忌

定期检测糖化血红蛋白是非常必要的哟。

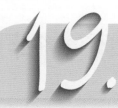

19. 血红蛋白低怎么办？

患者病历卡

张阿姨，63岁，3年前确诊糖尿病。

我一直通过饮食加运动控制血糖，平时控制得还可以，这回体检发现血红蛋白为 101 g /L，有点低，我该怎么办呢？

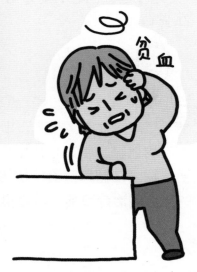

答：

张阿姨目前属于**轻度贫血**，可能会对糖化血红蛋白的水平有一定影响，可考虑加测糖化血清白蛋白以评估血糖的平均水平。同时，应配合医生积极寻找贫血原因，明确原因后对症治疗，纠正贫血。

糖友宜/忌

血红蛋白水平和糖化血红蛋白水平有相关性，如果对糖化血红蛋白检查结果存疑，可加查糖化血清白蛋白。

20. 血糖控制得不错，为啥糖化血红蛋白却没达标？

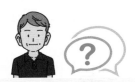

患者病历卡

邓先生，53岁，3年前诊断2型糖尿病，口服降糖药治疗。每周测1次血糖，空腹血糖为5 ~ 6 mmol/L，餐后2 h血糖为8 ~ 10 mmol/L，糖化血红蛋白为7.5%。

我平时血糖控制得还不错，为什么糖化血红蛋白没有达标呢？

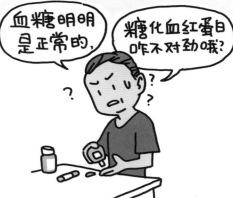

血糖明明是正常的，

糖化血红蛋白咋不对劲哦？

答：

糖化血红蛋白反映过去2 ~ 3个月的平均血糖水平，**不代表某一次或某一天的血糖水平**。邓先生每周查1次血糖，频率较低，不能有效反映血糖波动情况，导致出现自测血糖值和糖化血红蛋白结果不对应的结果。建议邓先生每周至少监测空腹和三餐后2 h血糖各1次，以评估血糖控制情况。

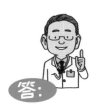

糖友宜/忌

当自测血糖值和糖化血红蛋白结果不匹配时，应在医生指导下进行综合评估。

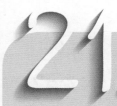

21. 甲胎蛋白和糖尿病

我今年体检时发现甲胎蛋白轻微升高，听说这是肿瘤标志物的一种，我的这个指标升高是因为我患糖尿病还是因为我得了某种癌症啊？

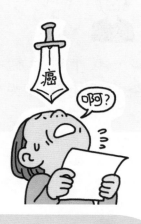

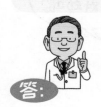

甲胎蛋白一般来说和糖尿病没有太大关系。甲胎蛋白是胎儿发育早期由肝脏和卵黄囊合成的一种由 591 个氨基酸残基组成的糖蛋白，新生儿时期甲胎蛋白含量很高，到 1 岁时下降明显，在成人血清中甲胎蛋白的含量很低。当肝细胞发生恶变时，甲胎蛋白含量明显升高，是临床上辅助诊断原发性肝癌的重要指标。急、慢性肝炎或肝硬化患者血清中甲胎蛋白水平可呈不同程度的升高，大多在 20 ~ 200 ng/mL，但随着病情的好转，甲胎蛋白水平会在 2 个月内逐渐下降。

糖友宜/忌

单纯发现甲胎蛋白轻微增高，不能直接判定为肿瘤，患者应积极配合医生积极完善相关检查进行鉴别诊断，不焦虑，不背思想包袱，理性看待检查结果。

22. 高密度脂蛋白胆固醇偏高，需要吃降脂药吗？

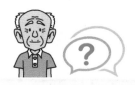

患者病历卡

张大爷，72 岁，患糖尿病 3 年，体检报告提示高密度脂蛋白胆固醇（HDL-C）超标。

这个高密度脂蛋白胆固醇偏高，是不是就是高血脂，**需要服用降脂药？**

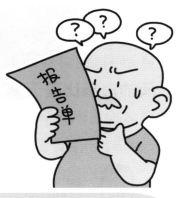

答：

指南推荐中国 2 型糖尿病患者男性 HDL-C > 1.0 mmol/L，女性 HDL-C > 1.3 mmol/L。HDL-C 能将外周组织如血管壁内胆固醇转运至肝脏进行分解代谢，即胆固醇逆转运，也可减少胆固醇在血管壁的沉积，起到抗动脉粥样硬化的作用。严重营养不良者、大多数肥胖者、吸烟者等可存在 HDL-C 水平下降。糖尿病、肝炎和肝硬化、高甘油三酯血症患者往往也伴有低 HDL-C，而运动会升高 HDL-C。大量的流行病学资料表明，**血清 HDL-C 水平与心血管事件发病危险呈负相关**，也就是 HDL-C 升高，发生心血管疾病的概率下降。**故单纯 HDL-C 水平升高不需要降脂治疗**。

糖友宜/忌

HDL-C 相对高一点未必是坏事哦！

23. 用同样的药，为啥冬天血糖高于夏天？

我最近发现吃同一种降糖药，用同样的剂量，**冬天的血糖比夏天高**，这是什么原因呢？

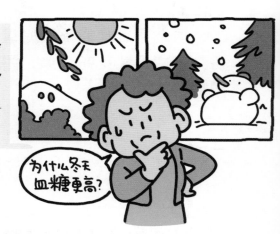

为什么冬天血糖更高？

答：

该现象的出现有多种原因，其中一种可能是冬天气温低，寒冷对人体产生刺激，使人体产生一种激素叫肾上腺素。**肾上腺素能促进肝糖原的分解**，而糖尿病患者胰岛功能下降，分泌胰岛素能力降低，肝糖原分解增加，胰岛素分泌降低，综合作用使血糖升高。还有一种可能是在冬季，人们为抵御寒冷，**进食会增加，而运动相对减少**，所以血糖也会相应升高。另外，由于冬日日照少，**维生素 D 不足或缺乏**，也会导致血糖升高。

糖友宜/忌

外界环境、四季温度变化对体内激素分泌有影响，对血糖值也会有影响，只要血糖值在目标范围内，就不用太担心。

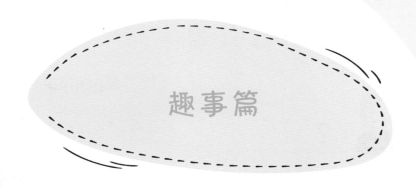

趣事篇

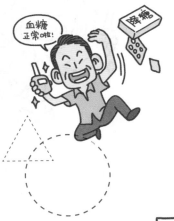

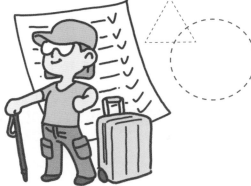

1. 糖尿病"蜜月期"的那点儿事

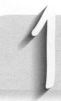

患者病历卡

刘先生，48 岁，患糖尿病 2 年，平素血糖控制较好。

听说得了糖尿病是有"蜜月期"的，在"蜜月期"就可以随便吃东西？

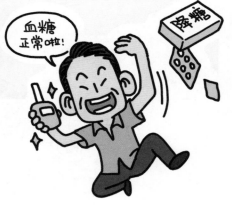

血糖正常啦！

降糖

不是这样的！**糖尿病患者的"蜜月期"并不意味着糖尿病治好了**，一般指的是处于糖尿病初期的患者在经过短期的胰岛素强化控制血糖后，出现的几个月到几年可以不用任何降糖药而血糖水平正常的时期。有学者认为，这是胰岛素治疗纠正了高血糖的糖毒性，使被高血糖抑制的胰岛功能部分恢复所致。在"蜜月期"内，患者虽然可以不用任何降糖药，但**仍需要严格控制饮食、加强运动、监测血糖、定期筛查慢性并发症**。

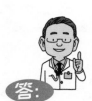

糖友宜/忌

处于"蜜月期"的糖尿病患者，仍需要规律的生活方式干预，并定期医院随诊。

2. 旅游影响血糖？

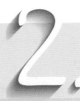

自从我上次出国旅游回来血糖升高了，血糖就一直控制不下来了，我是不是出门要不得哦？

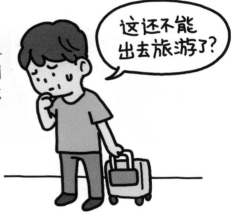

这还不能出去旅游了？

答：

旅途中血糖出现波动是正常现象，因为外出旅游时的饮食、运动不如在家规律。糖尿病患者可以出去旅行，但是在旅途中应该做好血糖的监测、药物的应用及饮食运动的配合。旅途中尽量规律饮食，特别要注意预防因不能按时进餐造成的低血糖。旅行结束以后，应该逐渐调整生活方式，如果生活方式改变后，血糖仍然不达标，可以请医生调整降糖方案，逐步达到控制目标。

糖友宜/忌

糖友在旅行中应尽量保持规律饮食，归来后调整生活方式并注意监测血糖水平。

3. 糖友旅游不用愁，准备工作要做足

患者病历卡

佟阿姨，58岁，3年前确诊2型糖尿病。

我平时很喜欢旅游，经常都要出去耍，外出旅游应做哪些准备？

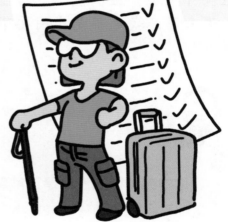

旅行前要注意：

（1）**病情评估：**病情平稳，血压、血糖、糖化血红蛋白控制在合理水平，无严重并发症，经主管医生同意可以出行。

（2）**携带物品：**血糖仪、血糖试纸、药品，如携带胰岛素，应注意温度，开封后的胰岛素在常温（25℃）阴凉处可保存28天。最好携带便携式胰岛素冷藏冰袋。随身携带小饼干、水果糖。

答:

（3）**线路规划：** 选择轻松、舒适、路途平顺的景点，尽量避免刺激、劳累、颠簸的路线。

旅行中要注意：

（1）**饮食：** 旅行途中尽可能按时吃饭，主食、蔬菜、蛋白质要全面，营养要均衡。两餐中间可以吃点水果，比如苹果。如不能按时进餐，可以吃点饼干等零食，防止发生低血糖。

（2）**监测血糖：** 旅行时运动量增加，需要的能量也增加。及时监测血糖，了解血糖水平。服用降糖药的患者每周查2～4次空腹或餐后2 h血糖。注射预混胰岛素的患者血糖达标后，每周查3次血糖，分别是空腹、晚餐前、晚餐后2 h血糖。注射基础胰岛素的患者血糖达标后，每周查3次血糖，即空腹、早餐后2 h、晚餐后2 h血糖。如果有饥饿、头晕、心慌、冷汗等症状，应立即进食，并查血糖。

（3）**休息：** 旅行中应注意休息，保证充足睡眠，充分利用乘车间隙补充体力。如果感觉到劳累应及时休息，不可勉强继续行程。

糖友宜/忌

在血糖平稳的前提下，做好准备工作，糖友们也可以自由出行。

4. 特殊的日子里，血糖也得控制好

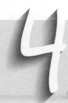

患者病历卡

王奶奶，70 岁，诊断 2 型糖尿病 5 年，既往血糖控制良好，最近参加喜宴后测空腹血糖为 8 ~ 10 mmol/L。

我参加个喜宴，血糖咋个就控制不住了呢？

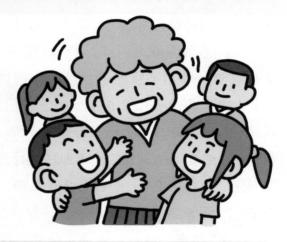

答：

饮食控制在糖尿病的治疗中贯穿全程。根据传统风俗，喜宴中的食物大都比较油腻，所以参加喜宴时**可能摄入的能量增加了**，导致血糖升高。另外，亲朋好友在一起难免情绪激动，**交感神经兴奋也会使血糖升高。**

糖友宜/忌

在特殊的日子里，糖尿病患者也要注意控制饮食，按时就餐，按时服药，适当锻炼，注意休息。

5. 得了糖尿病会短寿？控好血糖不用愁

医生，我得了糖尿病，是不是不能长寿了？

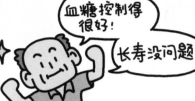

血糖控制得很好！

长寿没问题！

答： **血糖控制不佳会影响寿命！** 糖尿病的并发症主要有糖尿病眼病、糖尿病足、糖尿病肾病、糖尿病相关心脑血管疾病和糖尿病周围神经病变等。研究表明，糖尿病患者并发症不同，其死亡风险和预期寿命则不一样。虽然糖尿病是一种慢性病，目前的医疗水平尚无法根治，但是只要糖尿病患者血糖控制得好，严格筛查并控制糖尿病慢性并发症及合并症，预期寿命是不会受影响的。

糖友宜/忌

良好地控制血糖，定期做并发症筛查，糖尿病患者可获得高质量长寿生活。

故事链接

大家知道斯蒂芬·雷德格雷夫吗？他被称为"史上最伟大的赛艇选手"。这名英国运动员在1997年初诊断糖尿病，但在2000年的悉尼奥运会上，他获得了四人艇项目冠军，赛后他平静地说道："我并非要向别人证明什么，我只是想向我自己证明我依然和以前一样棒！"

181

附录

糖尿病诊断标准

糖尿病诊断标准见表 2。具体分型还需医生结合治疗情况等来确定。

表 2　糖尿病诊断标准

诊断标准	静脉血浆葡萄糖或 HbA1c 水平
典型糖尿病症状	—
加上随机血糖	≥ 11.1 mmol/L
或加上空腹血糖	≥ 7.0 mmol/L
或加上 OGTT 2 h 血糖	≥ 11.1 mmol/L
或加上 HbA1c	≥ 6.5%
无糖尿病典型症状者，需改日复查确认	

资料来源：《中国 2 型糖尿病防治指南（2020 年版）》。

注：OGTT 为口服葡萄糖耐量试验；HbA1c 为糖化血红蛋白。典型糖尿病症状包括烦渴多饮、多尿、多食、不明原因体重下降；随机血糖指不考虑上次用餐时间，一天中任意时间的血糖，不能用来诊断空腹血糖受损或糖耐量减低；空腹状态指至少 8 h 没有进食热量。

糖尿病相关专业名词解释

空腹血糖
空腹血糖指至少 8 h 没有补充热量后测的血糖值。

糖化血红蛋白
糖化血红蛋白是血糖检查的重要检测指标，反映近 2~3 个月的平均血糖水平，也是评估糖尿病患者血糖控制水平的指标。

胰岛素
胰岛素是人体胰岛 β 细胞分泌的一种激素，是人体主要的降低血糖的激素。

胰岛素抵抗
胰岛素抵抗指必须以高于正常的胰岛素释放水平来维持正常的糖耐量，表示机体组织对胰岛素处理葡萄糖的能力减退。

肥胖定义及其标准
BMI 称为体质量指数，计算方法为：BMI= 体重（kg）/身高的平方（m²），当 BMI ≥ 28 kg/m² 时，称为肥胖。

口服葡萄糖耐量试验及胰岛素释放试验
口服葡萄糖耐量试验俗称"喝糖水检查"，具体试验方法是至少 8 h 没有补充热量后，成人口服含有 75 g 无水葡萄糖的水溶液，儿童口服按照每千克体重 1.75 g 计算，无水葡萄糖总量不超过 75 g 的水溶液，然后分别于 0 h、0.5 h、1.0 h、2.0 h 采血测血糖。这是公认的诊断糖尿病的金标准试验。

胰岛素释放试验：在做口服葡萄糖耐量试验抽血检测的同时检测血清中胰岛素水平。

血糖指数（GI）定义及标准

GI ≤ 55 的食物为低血糖指数食物，55 ＜ GI ＜70 的食物为中等血糖指数食物，GI ≥ 70 的食物为高血糖指数食物。

血糖指数指以葡萄糖作为参考标准，判断食物使血糖上升的幅度，血糖指数越高，进食该食物后血糖上升幅度越大。

低血糖和低血糖反应

低血糖：对非糖尿病患者来说，低血糖的诊断标准为血糖＜2.8 mmol/L；而对于糖尿病患者，只要血糖 ＜3.9 mmol/L 就属于低血糖。可表现为交感神经兴奋（如心悸、焦虑、出汗、头晕、手抖、饥饿感等）和中枢神经症状（如神志改变、认知障碍、抽搐和昏迷）。老年患者发生低血糖时常可表现为行为异常或其他非典型症状。有些患者发生低血糖时可无明显的临床症状，称为无症状性低血糖，也称为无感知性低血糖或无意识性低血糖。有些患者屡发低血糖后，可表现为无先兆症状的低血糖昏迷。

低血糖反应：部分糖尿病患者出现低血糖反应，但血糖 ≥ 3.9mmol/L，是血糖下降太快所致（称低血糖反应），不能诊断为低血糖。